Kaker som smelter i munnen

Fra klassiske favoritter til moderne mesterverk

Baker's Delight

innhold

Fullkornhavrekake 11

Appelsinkaker 12

Appelsin og sitronkaker 13

Appelsin og valnøttkaker 14

Oransje sjokoladekjeks 15

Krydret appelsinkjeks 16

Peanøttsmørkjeks 17

Peanøttsmør og sjokoladesnurrer 18

Havremel-peanøttsmørkjeks 19

Honning Kokos Peanøttsmør Cookies 20

Pecannøtteknekker 21

Kjekskvern 22

Hurtigskrivende informasjonskapsel 23

rosinkjeks 24

Rosinmyke kaker 25

Skivede rosiner og melasse 25

Ratafia informasjonskapsler 27

Riskjeks og müsli 28

Romani kremer 29

sandkaker 30

rømmekake 31

Brunt sukker cookies 32

Muskat sukker cookies 33

Sandkaker 34

Julekake 35

sandkaker med honning 36

Sitronkake 37

kjøttdeig sandkaker 38

valnøttkake 39

oransje sandkaker 40

rikmanns sandkake 41

Fullkornhavrekake 42

mandelvirvler 43

Sjokoladekake med marengs 44

informasjonskapsler 45

Is ingefærkake 46

Shrewsbury kjeks 47

Spanske krydderkaker 48

Gammeldagse krydrede kaker 49

melasse cookies 50

Melasse, fersken og valnøttkjeks 51

Melasse og kjernemelk 52

Melasse og kaffekaker 53

Småkaker med melasse og dadler 54

Melasse og ingefærkaker 55

Vaniljekjeks 56

Valnøttkjeks 57

sprø informasjonskapsler 58

cheddarostkjeks 59

Blåmuggostkjeks 60

Ost- og sesamkjeks 61

Ostepinner 62

Ost- og tomatkjeks 63

Geitostbiter 64

Skinke og sennepsrulle 65

Skinke og pepperkjeks 66

Enkle urtekjeks 67

Indiske kjeks 68

Sandkaker med hasselnøtter og løk 69

Laks og dillkjeks 70

Sodakake 71

Tomat- og parmesankvern 72

Tomat- og urtekaker 73

Grunnleggende hvitt brød 74

bagels 75

baps 75

kremet byggbrød 77

ølbrød 78

Boston Brown Bread 79

kli potter 80

smørrull 81

kjernemelkbrød 82

Kanadisk maisbrød 83

Cornish rull 84

land flatt brød 85

Country valmueflette 86

Landlig grovt brød 87

karristreng 88
devon deler seg 90
Hvetekimbrød med frukt 91
Fruktig melkefletter 92
låvebrød 93
låverull 94
Kornmagasinbrød med hasselnøtter 95
grissini 96
høste flette 97
melkebrød 99
fruktbrød med melk 100
morgenbrød 101
muffinsbrød 101
usyret brød 103
pizza deig 104
havre på kolben 105
Havregryn farl 106
Pita 107
Raskt grovt brød 108
vått risbrød 109
Ris- og mandelbrød 110
sprø kjeks 111
Bayersk rugbrød 112
lyst rugbrød 113
Rugbrød med hvetekim 114
Samos brød 114
sesamfrø 116

Surdeigsforrett 116

brus brød 118

surdeigsbrød 119

surdeigsboller 120

Wienerbrød 121

Helkornbrød 122

Fullkornsbrød med honning 123

Raske integrerte spoler 124

Fullkornsbrød med valnøtter 125

mandelflett 126

briocher 128

flettet brioche 129

eple brioche 130

Tofu og valnøtt brioche 132

chelsea bun 134

kaffeboller 136

Brød Crème Fraiche 137

Croissant 137

Sultana fullkornscroissant 140

skogsirkler 142

mutter skrue 143

appelsinkake 145

Smertesjokoladen 147

Pandolce 149

Panettone 151

Eple og daddelbrød 153

Eple- og sultanabrød 154

Eple og kanel overraskelser	156
Aprikos te brød	158
Aprikos og appelsinbrød	159
Aprikos- og valnøttbrød	160
høstkrans	161
Bananbrød	163
Fullkorns bananbrød	164
Banannøttebrød	165
Kirsebær- og honningbrød	166
Kanel- og muskatruller	167
blåbærbrød	169
Dadler og smørbrød	170
Daddel og bananbrød	172
Daddel og appelsinbrød	173
Daddel- og valnøttbrød	174
dadel te brød	175
Daddel- og valnøttbrød	176
fikenbrød	177
Fiken- og marsalabrød	178
Fiken og honningrull	179
varm korsbolle	181
Lincolnshire plommebrød	183
London scones	184
Irsk landbrød	186
maltbrød	187
malt kli brød	188
Fullkorns maltbrød	189

Fredas valnøttbrød 190

Paranøtt- og daddelbrød 192

Panastan fruktbrød 194

gresskarbrød 196

Rosinbrød 197

bløtlegging av rosiner 198

Rabarbra og daddelbrød 199

risbrød 200

Risbrød og nøttete 201

krøllete sukkerrulle 203

Selkirk Bannock 205

Sultana og johannesbrød 206

Sultana og appelsinbrød 207

Sultana og sherry brød 209

Cottage Tea Brød 210

te kaker 212

valnøttbrød 213

Nøtte- og sukkerbrød 214

Fullkornhavrekake

Den serverer 24

100 g / 4 oz / ½ kopp smør eller margarin

200 g / 7 oz / 1¾ kopper havregryn

75 g / 3 oz / ¾ kopp fullkornshvetemel (hel hvete)

50 g / 2 oz / ½ kopp universalmel

5 ml / 1 ts bakepulver

50 g / 2 oz / ¼ kopp demerara sukker

1 egg, lett pisket

30 ml / 2 ss melk

Gni smøret eller margarinen inn i havre, mel og bakepulver til blandingen minner om brødsmuler. Tilsett sukkeret og bland eggene og melken til en stiv deig. Kjevle ut deigen på en lett melet overflate til ca 1 cm / ½ tomme. tykk og skjær i 5 cm skiver. Legg kakene (kjeks) på en smurt bakeplate (for småkaker) og stek i en ovn forvarmet til 190°C i ca. Gyldenbrun på 15 minutter.

Appelsinkaker

Den serverer 24

100 g / 4 oz / ½ kopp smør eller margarin, myknet

50 g / 2 oz / ¼ kopp melis (superfint)

Revet skall av 1 appelsin

150 g / 5 oz / 1¼ kopper selvhevende (gjær) mel

Pisk smør eller margarin og sukker til skum. Arbeid inn appelsinskallet, bland så inn melet for å få en hard masse. Form den til kuler på størrelse med valnøtter og legg dem godt fra hverandre på en smurt bakeplate, og trykk deretter lett ned med en gaffel for å flate dem. Stek kjeksene i en ovn forvarmet til 180°C til de er gyldenbrune i 15 minutter.

Appelsin og sitronkaker

30 år siden

50 g / 2 oz / ¼ kopp smør eller margarin, myknet

75 g / 3 oz / 1/3 kopp pulverisert sukker (superfint)

1 eggeplomme

Revet skall av ½ appelsin

15 ml / 1 ss sitronsaft

150 g / 5 oz / 1¼ kopper universalmel

2,5 ml / ½ ts bakepulver

en klype salt

Pisk smør eller margarin og sukker til skum. Bland gradvis inn eggeplomme, appelsinskall og sitronsaft, tilsett deretter mel, bakepulver og salt for å lage en stiv deig. Pakk inn i folie (plastfolie) og avkjøl i 30 minutter.

Kjevle ut på et lett melet underlag i ca. 5 mm / ¼ tommer tykk og skjær i former med en utstikker. Legg kjeksene på et smurt kakepapir og stek i en forvarmet ovn ved 190°C/375°F/gass 5 i 10 minutter.

Appelsin og valnøttkaker

Serverer 16

100 g / 4 oz / ½ kopp smør eller margarin

75 g / 3 oz / 1/3 kopp pulverisert sukker (superfint)

Revet skall av ½ appelsin

150 g / 5 oz / 1¼ kopper selvhevende (gjær) mel

50 g / 2 oz / ½ kopp valnøtter, malt

Pisk smøret eller margarinen med 50 g sukker og appelsinskallet til det er glatt og kremaktig. Tilsett mel og valnøtter og bland igjen til blandingen begynner å samle seg. Form kuler og flat dem på et smurt (steke)brett. Stek kjeksene i en ovn forvarmet til 190°C i 10 minutter til de er gyldenbrune i kantene. Dryss over det reserverte sukkeret og la avkjøle litt før du legger på en rist.

Oransje sjokoladekjeks

30 år siden

50 g / 2 oz / ¼ kopp smør eller margarin, myknet

75 g / 3 oz / 1/3 kopp smult (vegetabilsk matfett)

175 g / 6 oz / ¾ kopp mykt brunt sukker

100 g / 7 oz / 1¾ kopper fullkornsmel (fullkorn)

75 g / 3 oz / ¾ kopp malte mandler

10 ml / 2 ts bakepulver

75 g / 3 oz / ¾ kopp sjokoladebiter

Revet skall av 2 appelsiner

15 ml / 1 ss appelsinjuice

1 egg

Pulverisert sukker (superfint) til strø

Pisk smør eller margarin, fett og brunt sukker til skum. Tilsett resten av ingrediensene, bortsett fra melis, og bland til en deig. Kjevle ut til en tykkelse på 5 mm på melet overflate og skjær i kjeks med en utstikker. Legg på et smurt brett (for kjeksene) og stek i en forvarmet ovn ved 180°C i 20 minutter til de er gyldenbrune.

Krydret appelsinkjeks

10 siden

225 g / 8 oz / 2 kopper universalmel

2,5 ml / ½ teskje malt kanel

En klype blandet krydder (eplepai)

75 g / 3 oz / 1/3 kopp pulverisert sukker (superfint)

150 g / 5 oz / 2/3 kopp smør eller margarin, myknet

2 eggeplommer

Revet skall av 1 appelsin

75 g / 3 oz / ¾ kopp vanlig sjokolade (halvsøt)

Bland mel og krydder, tilsett deretter sukkeret. Pisk smør eller margarin, eggeplommer og appelsinskall og bland til en jevn masse. Pakk den inn i gjennomsiktig plast og la den avkjøles i 1 time.

Legg deigen i en stor stjernetupp (bakke) og sprøytepose på en smurt (kake) arkform. Stek i en forvarmet ovn til 190°C til de er gyldenbrune i 10 minutter. La det avkjøles.

Smelt sjokoladen i en varmefast bolle plassert over en kjele med vann. Dypp endene av kjeksene i den smeltede sjokoladen og la dem stivne på en ark med bakepapir.

Peanøttsmørkjeks

18 år siden

100 g / 4 oz / ½ kopp smør eller margarin, myknet

100 g / 4 oz / ½ kopp melis (superfint)

100 g / 4 oz / ½ kopp vanlig eller crunchy peanøttsmør

60 ml / 4 ss gylden sirup (lys mais)

15 ml / 1 ss melk

175 g / 6 oz / 1½ kopper universalmel

2,5 ml / ½ ts natron (natron)

Pisk smør eller margarin og sukker til skum. Rør inn peanøttsmøret, deretter sirup og melk. Bland melet og natron, bland det deretter inn i massen, og elt til det er jevnt. Form en stokk og avkjøl til den er stiv.

Skjær i 5 mm/¼ tykke skiver og legg på et bakepapir med lett smør. Stek kjeksene (kjeks) i en ovn forvarmet til 180°C i 12 minutter til de er gyldenbrune.

Peanøttsmør og sjokoladesnurrer

Den serverer 24

50 g / 2 oz / ¼ kopp smør eller margarin, myknet

50 g / 2 oz / ¼ kopp mykt brunt sukker

50 g / 2 oz / ¼ kopp melis (superfint)

50 g / 2 oz / ¼ kopp vanlig peanøttsmør

1 eggeplomme

75 g / 3 oz / ¾ kopp universalmel

2,5 ml / ½ ts natron (natron)

50 g / 2 oz / ½ kopp vanlig sjokolade (halvsøt)

Pisk smør eller margarin og sukker til skum. Rør gradvis inn peanøttsmøret og deretter eggeplommen. Bland sammen mel og natron og bland inn i røren til en stiv deig. I mellomtiden smelter du sjokoladen i en varmefast bolle satt over varmt vann. Kjevle ut deigen til 30 x 46 cm og fordel den smeltede sjokoladen nesten ut til kantene. Rull sammen langsiden, pakk inn i folie (plastfolie) og avkjøl til den er fast.

Skjær rullen i 5 mm/¼ skiver og legg på et smurt stekebrett. Stek i en forvarmet ovn til 180°C til de er gyldenbrune i 10 minutter.

Havremel-peanøttsmørkjeks

Den serverer 24

75 g / 3 oz / 1/3 kopp smør eller margarin, myknet

75 g / 3 oz / 1/3 kopp peanøttsmør

150 g / 5 oz / 2/3 kopp mykt brunt sukker

1 egg

50 g / 2 oz / ½ kopp universalmel

2,5 ml / ½ ts bakepulver

en klype salt

Noen dråper vaniljeessens (ekstrakt)

75 g / 3 oz / ¾ kopp havregryn

40 g / 1½ oz / 1/3 kopp sjokoladebiter

Pisk smør eller margarin, peanøttsmør og sukker til det er lett og luftig. Rør gradvis inn egget. Tilsett mel, bakepulver og salt. Tilsett vaniljeessens, havre og sjokoladebiter. Slipp en spiseskje på et smurt brett og stek kjeksene i en forvarmet ovn ved 180°C/350°F/gassinnstilling 4 i 15 minutter.

Honning Kokos Peanøttsmør Cookies

Den serverer 24

120 ml / 4 fl oz / ½ kopp olje

175 g / 6 oz / ½ kopp lett honning

175 g / 6 oz / ¾ kopp crunchy peanøttsmør

1 sammenvispet egg

100 g / 4 oz / 1 kopp havregryn

225 g / 8 oz / 2 kopper fullkornshvetemel (hel hvete)

50 g / 2 oz / ½ kopp tørket kokosnøtt (revet)

Bland olje, honning, peanøttsmør og egg, og tilsett deretter resten av ingrediensene. Hell spiseskjeer på et smurt (kake-)brett og flat ut til ca. ¼/6 mm tykt. Stek kjeksene (kjeks) i en ovn forvarmet til 180°C i 12 minutter til de er gyldenbrune.

Pecannøtteknekker

Den serverer 24

100 g / 4 oz / ½ kopp smør eller margarin, myknet

45 ml / 3 ss mykt brunt sukker

100 g / 4 oz / 1 kopp universalmel

en klype salt

5 ml / 1 ts vaniljeessens (ekstrakt)

100 g / 4 oz / 1 kopp pekannøtter, hakket

Pulverisert sukker (konditor), siktet, til støv

Pisk smør eller margarin og sukker til skum. Tilsett gradvis resten av ingrediensene, bortsett fra melis. Form 3 cm kuler og legg dem på et smurt (steke)brett. Stek kjeksene (kjeks) i en ovn forvarmet til 160°C i 15 minutter til de er gyldenbrune. Server drysset med melis.

Kjekskvern

Den serverer 24

175 g / 6 oz / 1½ kopper universalmel

5 ml / 1 ts bakepulver

en klype salt

75 g / 3 oz / 1/3 kopp smør eller margarin

75 g / 3 oz / 1/3 kopp pulverisert sukker (superfint)

Noen dråper vaniljeessens (ekstrakt)

20 ml / 4 ts vann

10 ml / 2 ts kakaopulver (usøtet sjokolade)

Bland mel, bakepulver og salt, og gni deretter inn smøret eller margarinen til blandingen minner om brødsmuler. Tilsett sukkeret. Tilsett vaniljeessens og vann og bland til en jevn masse. Form en ball og del den deretter i to. Tilsett kakaoen til halvparten av deigen. Rull hvert deigstykke til et 25 x 18 cm / 10 x 7 rektangel og legg oppå hverandre. Rull forsiktig så de henger sammen. Rull deigen sammen på langsiden og trykk forsiktig. Pakk inn i folie (plastfolie) og avkjøl i ca 30 minutter.

Skjær den i 2,5 cm tykke skiver og legg dem godt fra hverandre på en smurt bakeplate. Stek kjeksene i en ovn forvarmet til 180°C til de er gyldenbrune i 15 minutter.

Hurtigskrivende informasjonskapsel

12 siden

75 g / 3 oz / 1/3 kopp smør eller margarin

225 g / 8 oz / 2 kopper universalmel

15 ml / 1 ss bakepulver

2,5 ml / ½ teskje salt

175 ml / 6 fl oz / ¾ kopp kjernemelk

Pulverisert sukker (konfekt) på en sil, for støving (valgfritt)

Gni inn smøret eller margarinen med mel, bakepulver og salt til blandingen minner om brødsmuler. Tilsett kjernemelken gradvis for å lage en jevn deig. Kjevle ut deigen på en lett melet overflate i ca. ¾/2 cm tykk og skjær i skiver med en utstikker. Legg kjeksene på et smurt brett (til kaken) og stek i en forvarmet ovn ved 230°C i 10 minutter til de er gyldenbrune. Hvis ønskelig, dryss med melis.

rosinkjeks

Den serverer 24

100 g / 4 oz / ½ kopp smør eller margarin, myknet

50 g / 2 oz / ¼ kopp melis (superfint)

Revet skall av 1 sitron

50 g / 2 oz / 1/3 kopp rosiner

150 g / 5 oz / 1¼ kopper selvhevende (gjær) mel

Pisk smør eller margarin og sukker til skum. Arbeid inn sitronskallet, bland så inn rosiner og mel for å få en hard masse. Form den til kuler på størrelse med valnøtter og legg dem godt fra hverandre på en smurt bakeplate, og trykk deretter lett ned med en gaffel for å flate dem. Stek kjeksene i en ovn forvarmet til 180°C til de er gyldenbrune i 15 minutter.

Rosinmyke kaker

Den serverer 36

100 g / 4 oz / 2/3 kopp rosiner

90 ml / 6 ss kokende vann

50 g / 2 oz / ¼ kopp smør eller margarin, myknet

175 g / 6 oz / ¾ kopp melis (superfint)

1 egg, lett pisket

2,5 ml / ½ ts vaniljeessens (ekstrakt)

175 g / 6 oz / 1½ kopper universalmel

2,5 ml / ½ ts bakepulver

1,5 ml / ¼ teskje natron (natron)

2,5 ml / ½ teskje salt

2,5 ml / ½ teskje malt kanel

En klype revet muskatnøtt

50 g / 2 oz / ½ kopp hakkede blandede nøtter

Ha rosinene og kokende vann i en kjele, kok opp, dekk til og damp i 3 minutter. La det avkjøles. Pisk smør eller margarin og sukker til skum. Tilsett gradvis egget og vaniljeessensen. Tilsett mel, bakepulver, natron, salt og krydder, alternerende med rosinene og bløtleggingsvæsken. Tilsett valnøttene og bland til en jevn masse. Pakk inn i folie (plastfolie) og avkjøl i minst 1 time.

Hell en spiseskje røre på et smurt brett og stek kjeksene i en forvarmet ovn på 180°C i 10 minutter til de er gyldenbrune.

Skivede rosiner og melasse

Den serverer 24

25 g / 1 oz / 2 ss smør eller margarin, myknet

100 g / 4 oz / ½ kopp melis (superfint)

1 eggeplomme

30 ml / 2 ss blackstrap melasse (melasse)

75 g / 3 oz / ½ kopp rips

150 g / 5 oz / 1¼ kopper universalmel

5 ml / 1 ts natron (natron)

5 ml / 1 teskje malt kanel

en klype salt

30 ml / 2 ss kald svart kaffe

Pisk smør eller margarin og sukker til skum. Tilsett gradvis eggeplomme og melasse, og tilsett deretter rips. Bland mel, natron, kanel og salt sammen, og rør deretter inn i kaffeblandingen. Dekk til og avkjøl blandingen.

Kjevle ut til en firkant på 30 cm, og rull deretter til en stokk. Legg på en smurt bakeplate og stek i en forvarmet ovn ved 180°C/350°F/gassmerke 4 i 15 minutter til den er fast. Skjær i skiver og la avkjøle på rist.

Ratafia informasjonskapsler

Serverer 16

100 g / 4 oz / ½ kopp granulert sukker

50 g / 2 oz / ¼ kopp malte mandler

15 ml / 1 ss malt ris

1 eggehvite

25 g / 1 oz / ¼ kopp flak mandler (i skiver)

Bland sukker, malte mandler og malt ris. Pisk eggehvitene og fortsett å piske i 2 minutter. Plasser kjeks på størrelse med valnøtt på en rispapirkledd stekeplate utstyrt med en enkel 5 mm dyse (spiss). Legg et mandelflak på toppen av hver kake. Stek i en forvarmet ovn til 190°C til de er gyldenbrune i 15 minutter.

Riskjeks og müsli

Den serverer 24

75 g / 3 oz / ¼ kopp kokt brun ris

50 g / 2 oz / ½ kopp müsli

75 g / 3 oz / ¾ kopp fullkornshvetemel (hel hvete)

2,5 ml / ½ teskje salt

2,5 ml / ½ ts natron (natron)

5 ml / 1 ts blandet malt krydder (eplepai)

30 ml / 2 ss lys honning

75 g / 3 oz / 1/3 kopp smør eller margarin, myknet

Bland ris, müsli, mel, salt, natron og krydderblandingen. Pisk honning og smør eller margarin til det er mykt. Bland med risen. Form kuler på størrelse med valnøtt av blandingen og legg dem jevnt fordelt på det smurte (kake)brettet. Glatt den litt, og stek den deretter i en ovn forvarmet til 190°C i 15 minutter eller til den er gyldenbrun. La avkjøles i 10 minutter, og overfør deretter til en rist for å fullføre avkjølingen. Oppbevares i en lufttett beholder.

Romani kremer

10 siden

25 g / 1 oz / 2 ss smult (vegetabilsk fett)

25 g / 1 oz / 2 ss smør eller margarin, myknet

50 g / 2 oz / ¼ kopp mykt brunt sukker

2,5 ml / ½ ts gylden sirup (lys mais)

50 g / 2 oz / ½ kopp universalmel

en klype salt

25 g / 1 oz / ¼ kopp havregryn

2,5 ml / ½ teskje malt krydderblanding (eplepai)

2,5 ml / ½ ts natron (natron)

10 ml / 2 ts kokende vann

smørkremfrosting

Pisk fett, smør eller margarin og sukker til skum. Rør inn sirupen, tilsett deretter mel, salt, havre og krydderblanding og rør til det er godt blandet. Løs opp natron i vannet og bland til en stiv deig. Form 20 baller av samme størrelse og legg dem godt fra hverandre på det smurte (kake)brettet. Flat den litt ut med håndflaten. Stek i en forvarmet ovn ved 160°C/325°F/gassmerke 3 i 15 minutter. La avkjøle på bakeplatene. Når de er avkjølt, parer du kakeparene med smørkremfrosting.

sandkaker

48 siden

100 g / 4 oz / ½ kopp hardt smør eller margarin, myknet

225 g / 8 oz / 1 kopp mykt brunt sukker

1 egg, lett pisket

225 g / 8 oz / 2 kopper universalmel

Eggehvite til glasering

30 ml / 2 ss malte peanøtter

Pisk smør eller margarin og sukker til skum. Pisk egget og bland det deretter med melet. Kjevle ut veldig tynt på en lett melet overflate og skjær i former med en kakeutstikker. Legg kakene på et smurt brett, pensle toppen med eggehvite og dryss over hasselnøtter. Stek i en forvarmet ovn til 180°C til de er gyldenbrune i 10 minutter.

rømmekake

Den serverer 24

50 g / 2 oz / ¼ kopp smør eller margarin, myknet

175 g / 6 oz / ¾ kopp melis (superfint)

1 egg

60 ml / 4 ss rømme (rømme)

2,5 ml / ½ ts vaniljeessens (ekstrakt)

150 g / 5 oz / 1¼ kopper universalmel

2,5 ml / ½ ts bakepulver

75 g / 3 oz / ½ kopp rosiner

Pisk smør eller margarin og sukker til skum. Bland gradvis inn egg, fløte og vaniljeessens. Bland sammen mel, bakepulver og rosiner og rør inn i blandingen til det er godt blandet. Slipp avrundede teskjeer av blandingen på et lett smurt (kake)brett og stek i en forvarmet ovn ved 180°C/350°F/gassmerke i 4 ca. Stek i 10 minutter til de er gyldenbrune.

Brunt sukker cookies

Den serverer 24

100 g / 4 oz / ½ kopp smør eller margarin, myknet

100 g / 4 oz / ½ kopp mykt brunt sukker

1 egg, lett pisket

2,5 ml / 1 ts vaniljeessens (ekstrakt)

150 g / 5 oz / 1¼ kopper universalmel

2,5 ml / ½ ts natron (natron)

en klype salt

75 g / 3 oz / ½ kopp sultanas (gyldne rosiner)

Pisk smør eller margarin og sukker til skum. Tilsett gradvis egget og vaniljeessensen. Bland de andre ingrediensene til en jevn masse. Slipp godt fordelte avrundede teskjeer på et lett smurt kakepapir. Stek kjeksene (kjeks) i en ovn forvarmet til 180°C i 12 minutter til de er gyldenbrune.

Muskat sukker cookies

Den serverer 24

50 g / 2 oz / ¼ kopp smør eller margarin, myknet

100 g / 4 oz / ½ kopp melis (superfint)

1 eggeplomme

2,5 ml / ½ ts vaniljeessens (ekstrakt)

150 g / 5 oz / 1¼ kopper universalmel

5 ml / 1 ts bakepulver

En klype revet muskatnøtt

60 ml / 4 ss rømme (rømme)

Pisk smør eller margarin og sukker til skum. Pisk eggeplomme og vaniljeessens, tilsett deretter mel, bakepulver og muskatnøtt. Bland med kremen til den er jevn. Dekk til og avkjøl i 30 minutter. Kjevle ut deigen til ¼/5 mm tykk og skjær i 2/5 cm sirkler med en utstikker. Legg kakene på et ugnsmurt brett og stek i en forvarmet ovn ved 200°C i 10 minutter til de er gyldenbrune.

Sandkaker

Serverer 8

150 g / 5 oz / 1¼ kopper universalmel

en klype salt

25 g / 1 oz / ¼ kopp rismel eller malt ris

50 g / 2 oz / ¼ kopp melis (superfint)

100 g / 4 oz / ¼ kopp hardt smør eller margarin, avkjølt og revet

Bland mel, salt og rismel eller malt ris. Tilsett sukkeret, deretter smøret eller margarinen. Arbeid blandingen med fingertuppene til den minner om brødsmuler. Trykk ut i en 18 cm sandwichform (form) og glatt toppen. Prikk det hele med en gaffel og skjær bunnen i åtte like store kiler. La avkjøle i 1 time.

Stek i en forvarmet ovn ved 150°C/300°F/gassmerke 2 i 1 time til en blek halmfarge. La avkjøle i pannen før du former.

Julekake

12 siden

175 g / 6 oz / ¾ kopp smør eller margarin

250 g / 9 oz / 2¼ kopper universalmel

75 g / 3 oz / 1/3 kopp pulverisert sukker (superfint)

For påkledning:
15 ml / 1 ss hakkede mandler

15 ml / 1 ss valnøtter, hakket

30 ml / 2 ss rosiner

30 ml / 2 ss glaserte kirsebær (kandiserte), hakket

Revet skall av 1 sitron

15 ml / 1 ss melis (superfint) til støv

Gni smøret eller margarinen inn i melet til blandingen minner om brødsmuler. Tilsett sukkeret. Blandingen presses til en pasta og eltes til den er jevn. Trykk ut i en smurt sveitsisk muffinsform (gelémuffinsform) og jevn overflaten. Bland ingrediensene til dressingen og trykk inn i deigen. Skjær i 12 fingerringer, og stek deretter i en ovn forvarmet til 180°C i 30 minutter. Dryss over melis, kutt i ringer og la avkjøle i pannen.

sandkaker med honning

12 siden

100 g / 4 oz / ½ kopp smør eller margarin, myknet

75 g / 3 oz / ¼ kopp honning

200 g / 7 oz / 1¾ kopper fullkornsmel (fullkorn)

25 g / 1 oz / ¼ kopp brunt rismel

Revet skall av 1 sitron

Pisk smør eller margarin og honning til det er mykt. Tilsett mel og sitronskall og arbeid til du får en jevn deig. Trykk ut i en smurt og melet 18 cm kake- eller mørdeigsform og prikk med en gaffel. Skjær i 12 skiver og brett inn kantene. La avkjøle i 1 time.

Stek i en forvarmet ovn ved 150°C/300°F/gassmerke 2 til de er gyldenbrune i 40 minutter. Skjær i merkede biter og la avkjøle i pannen.

Sitronkake

12 siden

100 g / 4 oz / 1 kopp universalmel

50 g / 2 oz / ½ kopp maismel (maizena)

100 g / 4 oz / ½ kopp smør eller margarin, myknet

50 g / 2 oz / ¼ kopp melis (superfint)

Revet skall av 1 sitron

Pulverisert sukker (superfint) til strø

Sikt sammen mel og maisenna. Pisk smør eller margarin til det blir skummende, og rør deretter inn melis til det blir skummende. Tilsett sitronskallet, bland deretter melblandingen godt. Rull kaken ut til en 8/8-tommers sirkel og legg på en smurt (cookie) arkform. Prikk det hele med en gaffel og fil kantene. Skjær i 12 skiver, og dryss deretter over melis. Avkjøl i kjøleskapet i 15 minutter. Stek i en ovn forvarmet til 160°C til blek gyldenbrun i 35 minutter. La avkjøle på bakepapir i 5 minutter før du overfører til en rist for å avslutte avkjølingen.

kjøttdeig sandkaker

Serverer 8

175 g / 6 oz / ¾ kopp smør eller margarin, myknet

50 g / 2 oz / ¼ kopp melis (superfint)

225 g / 8 oz / 2 kopper universalmel

60 ml / 4 ss kjøttdeig

Pisk smør eller margarin og sukker til det er mykt. Bland inn melet, deretter kjøttdeigen. Trykk den ned i en 23 cm sandwichpanne og jevn toppen. Prikk det hele med en gaffel og skjær bunnen i åtte kiler. La avkjøle i 1 time.

Stek i en forvarmet ovn ved 160°C/325°F/gassmerke 3 i 1 time til den er blek halmfarge. La avkjøle i pannen før du former.

valnøttkake

12 siden

100 g / 4 oz / ½ kopp smør eller margarin, myknet

50 g / 2 oz / ¼ kopp melis (superfint)

100 g / 4 oz / 1 kopp universalmel

50 g / 2 oz / ½ kopp malt ris

50 g / 2 oz / ½ kopp mandler, finhakket

Pisk smør eller margarin og sukker til skum. Tilsett mel og malt ris. Tilsett valnøttene og bland til du får en stiv deig. Elt litt til den er jevn. Trykk inn i bunnen av en smurt sveitsisk muffinsform (gelémuffinsform) og jevn overflaten. Prikk alt med en gaffel. Stek i en forvarmet ovn til 160°C til blek gyldenbrun i 45 minutter. La avkjøle i pannen i 10 minutter, og skjær deretter i fingre. La stå i boksen avkjøles helt før du former.

oransje sandkaker

12 siden

100 g / 4 oz / 1 kopp universalmel

50 g / 2 oz / ½ kopp maismel (maizena)

100 g / 4 oz / ½ kopp smør eller margarin, myknet

50 g / 2 oz / ¼ kopp melis (superfint)

Revet skall av 1 appelsin

Pulverisert sukker (superfint) til strø

Sikt sammen mel og maisenna. Pisk smør eller margarin til det blir skummende, og rør deretter inn melis til det blir skummende. Tilsett appelsinskallet, bland deretter melblandingen godt. Rull kaken ut til en 8/8-tommers sirkel og legg på en smurt (cookie) arkform. Prikk det hele med en gaffel og fil kantene. Skjær i 12 skiver, og dryss deretter over melis. Avkjøl i kjøleskapet i 15 minutter. Stek i en ovn forvarmet til 160°C til blek gyldenbrun i 35 minutter. La avkjøle på bakepapir i 5 minutter før du overfører til en rist for å avslutte avkjølingen.

rikmanns sandkake

Den serverer 36

For stiftelsen:

225 g / 8 oz / 1 kopp smør eller margarin

275 g / 10 oz / 2½ kopper universalmel

100 g / 4 oz / ½ kopp melis (superfint)

For fyllet:

225 g / 8 oz / 1 kopp smør eller margarin

225 g / 8 oz / 1 kopp mykt brunt sukker

60 ml / 4 ss gylden sirup (lys mais)

400 g / 14 oz boks med kondensert melk

Noen dråper vaniljeessens (ekstrakt)

For påkledning:

225 g / 8 oz / 2 kopper vanlig sjokolade (halvsøt)

For å forberede basen, gni smøret eller margarinen inn i melet, tilsett deretter sukkeret og elt blandingen til en hard deig. Trykk inn i bunnen av en oljet, foliekledd swiss roll-form (gelérullpanne). Stek i en ovn forvarmet til 180°C til de er gyldenbrune i 35 minutter. La det avkjøles i boksen.

Til fyllet smelter du smør eller margarin, sukker, sirup og kondensert melk i en panne på lav varme, mens du rører kontinuerlig. Kok opp, og kok deretter på lav varme i 7 minutter, mens du rører hele tiden. Ta av varmen, tilsett vaniljeessens og bland godt. Hell over bunnen og la avkjøle og stivne.

Smelt sjokoladen i en varmefast bolle plassert over en kjele med vann. Fordel karamellbelegget på toppen og skrap mønstrene med en gaffel. La avkjøle og stivne, og skjær deretter i firkanter.

Fullkornhavrekake

10 siden

100 g / 4 oz / ½ kopp smør eller margarin

150 g / 5 oz / 1¼ kopper fullkornsmel (fullkorn)

25 g / 1 oz / ¼ kopp havregryn

50 g / 2 oz / ¼ kopp mykt brunt sukker

Gni smøret eller margarinen inn i melet til blandingen minner om brødsmuler. Tilsett sukkeret og arbeid lett til du har en jevn, smuldrete deig. Kjevle ut på et lett melet underlag i ca. 1 cm tykk og skjær 5 cm sirkler med en utstikker. Overfør forsiktig til et smurt (kake-)brett og stek i en forvarmet ovn ved 150°C/300°F/gassmerke 3 i ca. 40 minutter, til den er gyldenbrun og fast.

mandelvirvler

Serverer 16

175 g / 6 oz / ¾ kopp smør eller margarin, myknet

50 g / 2 oz / 1/3 kopp konditorsukker, siktet

2,5 ml / ½ ts mandelessens (ekstrakt)

175 g / 6 oz / 1½ kopper universalmel

8 glaserte (kandiserte) kirsebær, delt i to eller fire

Pulverisert sukker (konditor), siktet, til støv

Pisk smør eller margarin og sukker. Tilsett mandelessens og mel. Overfør blandingen til en stor konditorpose utstyrt med en stjerneformet dyse (spiss). Legg 16 skruer flatt på et smurt (kjeks)brett. Topp hver med et stykke kirsebær. Stek i en ovn forvarmet til 160°C til blek gyldenbrun i 20 minutter. La avkjøle i pannen i 5 minutter, legg deretter på rist og strø over melis.

Sjokoladekake med marengs

Den serverer 24

100 g / 4 oz / ½ kopp smør eller margarin, myknet

5 ml / 1 ts vaniljeessens (ekstrakt)

4 eggehviter

200 g / 7 oz / 1¾ kopper universalmel

50 g / 2 oz / ¼ kopp melis (superfint)

45 ml / 3 ss kakaopulver (usøtet sjokolade)

100 g / 4 oz / 2/3 kopp konditorsukker, siktet

Pisk smør eller margarin, vaniljeessens og de to eggehvitene. Bland inn mel, sukker og kakao, og bland deretter gradvis inn i smørblandingen. Trykk ut i en smurt, 30 cm firkantet form. Pisk de resterende eggehvitene med melis og dryss på toppen. Stek i en forvarmet ovn til 190°C til de er gyldenbrune i 20 minutter. Skjær i staver.

informasjonskapsler

ca 12 år siden

100 g / 4 oz / ½ kopp smør eller margarin, myknet

100 g / 4 oz / ½ kopp melis (superfint)

1 sammenvispet egg

225 g / 8 oz / 2 kopper universalmel

Noen stikkelsbær og glaserte kirsebær (kandiserte)

Pisk smør eller margarin og sukker. Tilsett egget gradvis og pisk godt. Rør inn melet med en metallskje. Kjevle ut blandingen på en lett melet overflate til en tykkelse på ca 5 mm. Skjær ut personene med en kakeutstikker eller kniv og rull utskjæringene på nytt til du har brukt all deigen. Legg på et smurt (kjeks)brett og press ripsene mot øynene og knappene. Skjær kirsebærskiver for munnen. Stek kjeksene (kjeks) i en ovn forvarmet til 190°C til de er gyldenbrune i 10 minutter. La avkjøle på rist.

Is ingefærkake

To 20 cm kaker kan lages av den

For cupcakes:

225 g / 8 oz / 1 kopp smør eller margarin, myknet

100 g / 4 oz / ½ kopp melis (superfint)

275 g / 10 oz / 2½ kopper universalmel

10 ml / 2 ts bakepulver

10 ml / 2 ts malt ingefær

For frostingen (frosting):

50 g / 2 oz / ¼ kopp smør eller margarin

15 ml / 1 ss gylden sirup (lys mais)

100 g / 4 oz / 2/3 kopp konditorsukker, siktet

5 ml / 1 ts malt ingefær

Til kaken blander du smør eller margarin og sukker til det blir skummende. Bland de andre ingrediensene til kaken, del den deretter i to og press den i to smørsmurte 20 cm sandwichformer (panner). Stek i en forvarmet ovn ved 160°C/325°F/gassmerke 3 i 40 minutter.

For å lage glasuren, smelt smøret eller margarinen og sirupen i en panne. Tilsett melis og ingefær og bland godt. Hell over begge kjeksene og la avkjøle, og skjær deretter i skiver.

Shrewsbury kjeks

Den serverer 24

100 g / 4 oz / ½ kopp smør eller margarin, myknet

100 g / 4 oz / ½ kopp melis (superfint)

1 eggeplomme

225 g / 8 oz / 2 kopper universalmel

5 ml / 1 ts bakepulver

5 ml / 1 ts revet sitronskall

Pisk smør eller margarin og sukker til skum. Pisk gradvis inn eggeplommen, bland deretter inn mel, bakepulver og sitronskall, bland for hånd til det er blandet. Kjevle ut til ¼ / 5 mm tykkelse og skjær ut 2¼ tomme / 6 cm sirkler med en utstikker. Legg kakene på et jevnt smurt stekebrett og prikk dem med en gaffel. Stek i en forvarmet ovn til 180°C til blek gyldenbrun i 15 minutter.

Spanske krydderkaker

Serverer 16

90 ml / 6 ss olivenolje

100 g / 4 oz / ½ kopp granulert sukker

100 g / 4 oz / 1 kopp universalmel

15 ml / 1 ss bakepulver

10 ml / 2 ts malt kanel

3 egg

Revet skall av 1 sitron

30 ml / 2 ss melis (konditor), siktet

Varm oljen i en liten panne. Bland sukker, mel, bakepulver og kanel. Pisk egg og sitronskall i en egen bolle. Tilsett de tørre ingrediensene og oljen for å lage en jevn røre. Hell blandingen i en godt smurt sveitsisk muffinsform (gelémuffinsform) og stek i en ovn forvarmet til 180°C til den er gyldenbrun i 30 minutter. Slå den av, la den avkjøles, kutt den i trekanter og dryss kakene (kjeks) med melis.

Gammeldagse krydrede kaker

Den serverer 24

75 g / 3 oz / 1/3 kopp smør eller margarin

50 g / 2 oz / ¼ kopp melis (superfint)

45 ml / 3 ss blackstrap melasse (melasse)

175 g / 6 oz / ¾ kopp universalmel

5 ml / 1 teskje malt kanel

5 ml / 1 ts blandet malt krydder (eplepai)

2,5 ml / ½ teskje malt ingefær

2,5 ml / ½ ts natron (natron)

Smelt smør eller margarin, sukker og melasse over svak varme. Bland mel, krydder og natron i en bolle. Hell i melasseblandingen og rør til det er godt blandet. Bland til en jevn og form til kuler. Legg på et smurt (kake-)brett med god avstand fra hverandre og trykk ned med en gaffel. Stek kakene i en ovn forvarmet til 180°C i 12 minutter til de er faste og gyllenbrune.

melasse cookies

Den serverer 24

75 g / 3 oz / 1/3 kopp smør eller margarin, myknet

100 g / 4 oz / ½ kopp mykt brunt sukker

1 eggeplomme

30 ml / 2 ss blackstrap melasse (melasse)

100 g / 4 oz / 1 kopp universalmel

5 ml / 1 ts natron (natron)

en klype salt

5 ml / 1 teskje malt kanel

2,5 ml / ½ teskje malt nellik

Pisk smør eller margarin og sukker til skum. Bland gradvis inn eggeplomme og melasse. Bland mel, natron, salt og krydder sammen, og rør deretter inn i blandingen. Dekk til og avkjøl.

Rull blandingen til 3 cm/1½ baller og legg på et smurt (kake)brett. Stek kjeksene (kjeks) i en ovn forvarmet til 180°C i 10 minutter til de stivner.

Melasse, fersken og valnøttkjeks

ca 24 år siden

50 g / 2 oz / ¼ kopp smør eller margarin

50 g / 2 oz / ¼ kopp melis (superfint)

50 g / 2 oz / ¼ kopp mykt brunt sukker

1 egg, lett pisket

2,5 ml / ½ ts natron (natron)

30 ml / 2 ss varmt vann

45 ml / 3 ss blackstrap melasse (melasse)

25 g / 1 oz spiseklare tørkede aprikoser, hakket

25 g / 1 oz / ¼ kopp hakkede blandede nøtter

100 g / 4 oz / 1 kopp universalmel

en klype salt

En klype malt nellik

Pisk smør eller margarin og sukker til skum. Rør gradvis inn egget. Bland natron med vannet og bland det med resten av ingrediensene. Hell skjeer på et smurt (kake)brett og stek i en forvarmet ovn ved 180°C, gassmerke 4, i 10 minutter.

Melasse og kjernemelk

Den serverer 24

50 g / 2 oz / ¼ kopp smør eller margarin, myknet

50 g / 2 oz / ¼ kopp mykt brunt sukker

150 ml / ¼ pt / 2/3 kopp blackstrap melasse (melasse)

150 ml / ¼ pt / 2/3 kopp kjernemelk

175 g / 6 oz / 1½ kopper universalmel

2,5 ml / ½ ts natron (natron)

Bland smør eller margarin og sukker til det blir skummende, og bland deretter melasse og kjernemelk vekselvis med mel og natron. Plasser store skjeer på et smurt (kake-)brett og stek i en forvarmet ovn ved 190°C/375°F/gass 5 i 10 minutter.

Melasse og kaffekaker

Den serverer 24

60 g / 2½ oz / 1/3 kopp smult (vegetabilsk fett)

50 g / 2 oz / ¼ kopp mykt brunt sukker

75 g / 3 oz / ¼ kopp blackstrap melasse (melasse)

2,5 ml / ½ ts vaniljeessens (ekstrakt)

200 g / 7 oz / 1¾ kopper universalmel

5 ml / 1 ts natron (natron)

en klype salt

2,5 ml / ½ teskje malt ingefær

2,5 ml / ½ teskje malt kanel

60 ml / 4 ss kald svart kaffe

Pisk fett og sukker til skum. Tilsett melasseessensen og vanilje. Bland mel, natron, salt og krydder, og tilsett deretter blandingen vekselvis med kaffen. Dekk til og avkjøl i flere timer.

Kjevle ut deigen til ¼/5 mm tykk og skjær i 2/5 cm sirkler med en utstikker. Plasser informasjonskapslene på et stekebrett som ikke er smurt (for kaken) og stek i en forvarmet ovn ved 190°C/375°F/gassmerke 5 i 10 minutter til de er stivnet.

Småkaker med melasse og dadler

ca 24 år siden

50 g / 2 oz / ¼ kopp smør eller margarin, myknet

50 g / 2 oz / ¼ kopp melis (superfint)

50 g / 2 oz / ¼ kopp mykt brunt sukker

1 egg, lett pisket

2,5 ml / ½ ts natron (natron)

30 ml / 2 ss varmt vann

45 ml / 3 ss blackstrap melasse (melasse)

25 g / 1 oz / ¼ kopp dadler med hull (uthulet), hakket

100 g / 4 oz / 1 kopp universalmel

en klype salt

En klype malt nellik

Pisk smør eller margarin og sukker til skum. Rør gradvis inn egget. Bland natron med vannet, og bland deretter med resten av ingrediensene. Hell skjeer på et smurt (kake)brett og stek i en forvarmet ovn ved 180°C, gassmerke 4, i 10 minutter.

Melasse og ingefærkaker

Den serverer 24

50 g / 2 oz / ¼ kopp smør eller margarin, myknet

50 g / 2 oz / ¼ kopp mykt brunt sukker

150 ml / ¼ pt / 2/3 kopp blackstrap melasse (melasse)

150 ml / ¼ pt / 2/3 kopp kjernemelk

175 g / 6 oz / 1½ kopper universalmel

2,5 ml / ½ ts natron (natron)

2,5 ml / ½ teskje malt ingefær

1 sammenvispet egg til smøring

Bland smør eller margarin og sukker til det blir skummende, og bland deretter melasse og kjernemelk vekselvis med mel, natron og malt ingefær. Slipp store skjeer på et smurt (kake-)brett og pensle toppen med sammenvispet egg. Stek i en forvarmet ovn ved 190°C/375°F/gassmerke 5 i 10 minutter.

Vaniljekjeks

Den serverer 24

150 g / 5 oz / 2/3 kopp smør eller margarin, myknet

100 g / 4 oz / ½ kopp melis (superfint)

1 sammenvispet egg

225 g / 8 oz / 2 kopper selvhevende mel (gjær)

en klype salt

10 ml / 2 ts vaniljeessens (ekstrakt)

Glacé kirsebær (kandiserte) til pynt

Pisk smør eller margarin og sukker til skum. Pisk egget litt etter litt, tilsett deretter mel, salt og vaniljeessens og bland til en deig. Elt til glatt. Pakk inn i folie og avkjøl i 20 minutter.

Kjevle ut deigen tynt og skjær den i skiver med en utstikker. Anrett i en smurt (kjeks)form og legg et kirsebær på toppen av hver. Stek kakene i en ovn forvarmet til 180°C til de er gyldenbrune i 10 minutter. La avkjøle på bakepapir i 10 minutter før du overfører til en rist for å avslutte avkjølingen.

Valnøttkjeks

Den serverer 36

100 g / 4 oz / ½ kopp smør eller margarin, myknet

100 g / 4 oz / ½ kopp mykt brunt sukker

100 g / 4 oz / ½ kopp melis (superfint)

1 stort egg, lett pisket

200 g / 7 oz / 1¾ kopper universalmel

5 ml / 1 ts bakepulver

2,5 ml / ½ ts natron (natron)

120 ml / ½ kopp kjernemelk

50 g / 2 oz / ½ kopp valnøtter, hakket

Pisk smør eller margarin og sukker. Pisk inn egget gradvis, tilsett deretter mel, bakepulver og natron vekselvis med kjernemelken. Tilsett valnøttene. Hell små skjeer på et smurt brett og stek kjeksene i en forvarmet ovn på 190°C i 10 minutter.

sprø informasjonskapsler

Den serverer 24

25 g / 1 oz fersk gjær eller 40 ml / 2½ ss tørrgjær

450 ml / ¾ pt / 2 kopper varm melk

900 g / 2 lbs / 8 kopper sterkt vanlig (brød) mel

175 g / 6 oz / ¾ kopp smør eller margarin, myknet

30 ml / 2 ss lys honning

2 piskede egg

Pisket egg til smøring

Bland gjæren med litt varm melk og la heve i 20 minutter på et lunt sted. Ha melet i en bolle og fordel smøret eller margarinen på det. Tilsett gjærblandingen, gjenværende varm melk, honning og egg og bland til en jevn masse. Elt på en lett melet overflate til den er jevn og elastisk. Legg i en oljet bolle, dekk til med oljet folie (plastfilm) og la den heve på et lunt sted i 1 time til den dobles i størrelse.

Elt igjen, form deretter lange, flate rundstykker og legg på et smurt (kake)brett. Dekk til med oljet folie og la hvile på et lunt sted i 20 minutter.

Pensle med sammenpisket egg og stek i en forvarmet ovn ved 200°C/400°F/gassmerke 6 i 20 minutter. La det avkjøles over natten.

Skjær i tynne skiver, og stek deretter i en forvarmet ovn ved 150°C/300°F/gassmerke 2 til den er sprø og gyllenbrun igjen om 30 minutter.

cheddarostkjeks

12 siden

50 g / 2 oz / ¼ kopp smør eller margarin

200 g / 7 oz / 1¾ kopper universalmel

15 ml / 1 ss bakepulver

en klype salt

50 g / 2 oz / ½ kopp revet cheddarost

175 ml / 6 fl oz / ¾ kopp melk

Gni inn smøret eller margarinen med mel, bakepulver og salt til blandingen minner om brødsmuler. Tilsett osten og rør inn nok melk til å lage en jevn deig. På en lett melet overflate ruller du ut til ¾/2 cm tykk og skjærer i skiver med en utstikker. Legg på en smurt stekeplate (for småkaker) og stek kakene i en forvarmet ovn ved 200°C i 15 minutter til de er gyldenbrune.

Blåmuggostkjeks

12 siden

50 g / 2 oz / ¼ kopp smør eller margarin

200 g / 7 oz / 1¾ kopper universalmel

15 ml / 1 ss bakepulver

50 g / 2 oz / ½ kopp Stilton ost, revet eller smuldret

175 ml / 6 fl oz / ¾ kopp melk

Gni inn smøret eller margarinen i melet og bakepulveret til blandingen minner om brødsmuler. Tilsett osten og rør inn nok melk til å lage en jevn røre. På en lett melet overflate ruller du ut til ¾/2 cm tykk og skjærer i skiver med en utstikker. Legg på en smurt stekeplate (for småkaker) og stek kakene i en forvarmet ovn ved 200°C i 15 minutter til de er gyldenbrune.

Ost- og sesamkjeks

Den serverer 24

75 g / 3 oz / 1/3 kopp smør eller margarin

75 g / 3 oz / ¾ kopp fullkornshvetemel (hel hvete)

75 g / 3 oz / ¾ kopp cheddarost, revet

30 ml / 2 ss sesamfrø

Salt og nykvernet sort pepper

1 sammenvispet egg

Gni smøret eller margarinen inn i melet til blandingen minner om brødsmuler. Tilsett osten og halvparten av sesamfrøene, og smak til med salt og pepper. Vi presser sammen for å få en hard deig. Kjevle ut deigen på en lett melet overflate til en tykkelse på ca. 5 mm / ¼ tomme og skjær i sirkler med en utstikker. Legg kjeksene (kjeks) på en smurt bakeplate (for småkaker), pensle med egg og dryss over de resterende sesamfrøene. Stek i en forvarmet ovn til 190°C til de er gyldenbrune i 10 minutter.

Ostepinner

Serverer 16

225 g butterdeig

1 sammenvispet egg

100 g / 4 oz / 1 kopp cheddar eller sterk ost, revet

15 ml / 1 ss revet parmesanost

Salt og nykvernet sort pepper

Kjevle ut deigen (deigen) til ca. 5 mm / ¼ tykk og pensle rikelig med sammenvispet egg. Dryss over ost og smak til med salt og pepper. Skjær i strimler og vri strimlene forsiktig til spiraler. Legg på et fuktet bakepapir (for informasjonskapsler) og stek i en forvarmet ovn ved 220°C / 425°F / gassmerke 7 i ca. Stek i 10 minutter til de er myke og gyllenbrune.

Ost- og tomatkjeks

12 siden

50 g / 2 oz / ¼ kopp smør eller margarin

200 g / 7 oz / 1¾ kopper universalmel

15 ml / 1 ss bakepulver

en klype salt

50 g / 2 oz / ½ kopp revet cheddarost

15 ml / 1 ss tomatpuré (pasta)

150 ml / ¼ pt / 2/3 kopp melk

Gni inn smøret eller margarinen med mel, bakepulver og salt til blandingen minner om brødsmuler. Tilsett osten, og rør deretter inn tomatpureen og nok melk til å lage en jevn deig. På en lett melet overflate ruller du ut til ¾/2 cm tykk og skjærer i skiver med en utstikker. Legg på en smurt stekeplate (for småkaker) og stek kakene i en forvarmet ovn ved 200°C i 15 minutter til de er gyldenbrune.

Geitostbiter

30 år siden

2 ark frossen filodeig (pasta), tint

50 g / 2 oz / ¼ kopp usaltet smør, smeltet

50 g / 2 oz / ½ kopp geitost, i terninger

5 ml / 1 ts Herbes de Provence

Pensle ett ark filodeig med smeltet smør, legg det andre arket oppå og pensle med smør. Skjær i 30 like firkanter, legg et stykke ost på hver og dryss med urter. Ta hjørnene sammen og vri, pensle deretter igjen med smeltet smør. Plasser på et smurt (kake-)brett og stek i en forvarmet ovn ved 180°C/350°F/gassmerke 4 til den er sprø og gyllenbrun.

Skinke og sennepsrulle

Serverer 16

225 g butterdeig

30 ml / 2 ss fransk sennep

100 g / 4 oz / 1 kopp kokt skinke, hakket

Salt og nykvernet sort pepper

Kjevle ut deigen (deigen) til en tykkelse på ca 5 mm. Smør den med sennep, dryss den så med skinken og smak til med salt og pepper. Rull deigen til en lang pølseform, skjær den deretter i 1 cm/½ skiver og legg den på et fuktet bakepapir. I en forvarmet ovn, ved 220°C, gassmerke 7 i ca. Stek i 10 minutter til de er gyldenbrune.

Skinke og pepperkjeks

30 år siden

225 g / 8 oz / 2 kopper universalmel

15 ml / 1 ss bakepulver

5 ml / 1 ts tørket timian

5 ml / 1 ts melis (superfin)

2,5 ml / ½ teskje malt ingefær

En klype revet muskatnøtt

En klype natron (natron)

Salt og nykvernet sort pepper

50 g / 2 oz / ¼ kopp vegetabilsk matfett (forkorting)

50 g / 2 oz / ½ kopp kokt skinke, hakket

30 ml / 2 ss finhakket grønn paprika

175 ml / 6 fl oz / ¾ kopp kjernemelk

Bland mel, bakepulver, timian, sukker, ingefær, muskat, natron, salt og pepper. Gni inn grønnsaksfettet til blandingen minner om brødsmuler. Tilsett skinke og pepper. Tilsett kjernemelken litt etter litt og bland til en jevn masse. Elt i noen sekunder på en lett melet overflate til den er jevn. Kjevle ut til 2 cm/¾ tykk og skjær i skiver med en utstikker. Legg kjeksene med passende avstand på en smurt stekeplate (til kaken) og stek i en forvarmet ovn på 220°C med gassmerke 7 i 12 minutter til de er myke og gyllenbrune.

Enkle urtekjeks

Serverer 8

225 g / 8 oz / 2 kopper universalmel

15 ml / 1 ss bakepulver

5 ml / 1 ts melis (superfin)

2,5 ml / ½ teskje salt

50 g / 2 oz / ¼ kopp smør eller margarin

15 ml / 1 ss fersk gressløk, kuttet i strimler

en klype paprika

nykvernet sort pepper

45 ml / 3 ss melk

45 ml / 3 ss vann

Bland mel, bakepulver, sukker og salt. Gni inn smør eller margarin til blandingen minner om brødsmuler. Bland gressløk, paprika og pepper etter smak. Tilsett melk og vann og bland til du har en jevn deig. Elt til det er glatt på en lett melet overflate, kjevle deretter ut til ¾/2 cm tykk og skjær i skiver med en utstikker. Plasser kjeksen(e) godt fra hverandre på et smurt stekebrett(er) og stek i en forvarmet ovn ved 200 °C / 400 °F / gassmerke 6 i 15 minutter til de er oppblåste og gyldne.

Indiske kjeks

for 4 personer

100 g / 4 oz / 1 kopp universalmel

100 g / 4 oz / 1 kopp semulegryn (hvetekrem)

175 g / 6 oz / ¾ kopp melis (superfint)

75 g / 3 oz / ¾ kopp kikertmel

175 g / 6 oz / ¾ kopp ghee

Bland alle ingrediensene i en bolle og gni sammen med håndflatene for å lage en hard deig. Det kan hende du trenger litt mer ghee hvis blandingen er for tørr. Form små kuler og trykk i en kakeform (kjeks). Legg på et smurt og kledd brett og stek i en ovn forvarmet til 150°C i 30-40 minutter, til de er lett brune. Det kan oppstå sprekker i hårlinjen når du tilbereder informasjonskapsler.

Sandkaker med hasselnøtter og løk

12 siden

75 g / 3 oz / 1/3 kopp smør eller margarin, myknet

175 g / 6 oz / 1½ kopper fullkornshvetemel (hel hvete)

10 ml / 2 ts bakepulver

1 finhakket vårløk

50 g / 2 oz / ½ kopp hasselnøtter, hakket

10 ml / 2 ts paprika

15 ml / 1 ss kaldt vann

Gni inn smøret eller margarinen i melet og bakepulveret til blandingen minner om brødsmuler. Tilsett sjalottløk, hasselnøtter og paprika. Tilsett kaldt vann og elt til en deig. Kjevle den ut, trykk den i en 30 x 20 cm sveitserrullform (gelérullform) og prikk den med en gaffel. Merk fingrene. Stek i en forvarmet ovn ved 200°C/400°F/gassmerke 6 til den er gyllenbrun på 10 minutter.

Laks og dillkjeks

12 siden

225 g / 8 oz / 2 kopper universalmel

5 ml / 1 ts melis (superfin)

2,5 ml / ½ teskje salt

20 ml / 4 ts bakepulver

100 g / 4 oz / ½ kopp smør eller margarin, i terninger

90 ml / 6 ss vann

90 ml / 6 ss melk

100 g / 4 oz / 1 kopp røkt laks kuttet i terninger

60 ml / 4 ss hakket fersk dill (dill)

Bland mel, sukker, salt og bakepulver, og gni deretter inn smøret eller margarinen til blandingen minner om brødsmuler. Tilsett melk og vann gradvis og bland til en jevn deig. Tilsett laks og dill og bland til en jevn masse. Kjevle ut til 1 tomme tykk og skjær i skiver med en kakeutstikker. Legg kjeksen(e) på et jevnt smurt stekebrett(er) og stek i en forvarmet ovn ved 220 °C / 425 °F / gassmerke 7 i 15 minutter til de er gyldenbrune.

Sodakake

12 siden

45 ml / 3 ss smult (smør)

225 g / 8 oz / 2 kopper universalmel

5 ml / 1 ts natron (natron)

5 ml / 1 ts krem av tartar

en klype salt

250 ml / 8 fl oz / 1 kopp kjernemelk

Gni fettet med mel, natron, kremen av tartar og salt til blandingen minner om brødsmuler. Tilsett melken og bland til en jevn deig er oppnådd. Kjevle ut på en lett melet overflate til en tykkelse på 1 cm/½ og skjær ut med en utstikker. Plasser kjeksen(e) på smurt stekebrett(er) og stek i en forvarmet ovn ved 230 °C / 450 °F / gassmerke 8 i 10 minutter til de er gyldenbrune.

Tomat- og parmesankvern

Serverer 16

225 g butterdeig

30 ml / 2 ss tomatpuré (pasta)

100 g / 4 oz / 1 kopp revet parmesanost

Salt og nykvernet sort pepper

Kjevle ut deigen (deigen) til en tykkelse på ca 5 mm. Smør den med tomatpuré, dryss deretter over osten og smak til med salt og pepper. Rull deigen til en lang pølseform, skjær den deretter i 1 cm/½ skiver og legg den på et fuktet bakepapir. I en forvarmet ovn, ved 220°C, gassmerke 7 i ca. Stek i 10 minutter til de er gyldenbrune.

Tomat- og urtekaker

12 siden

225 g / 8 oz / 2 kopper universalmel

5 ml / 1 ts melis (superfin)

2,5 ml / ½ teskje salt

40 ml / 2½ ss bakepulver

100 g / 4 oz / ½ kopp smør eller margarin

30 ml / 2 ss melk

30 ml / 2 ss vann

4 modne tomater, skrelles, kjernekjernes og hakkes

45 ml / 3 ss hakket fersk basilikum

Bland mel, sukker, salt og bakepulver. Gni inn smør eller margarin til blandingen minner om brødsmuler. Tilsett melk, vann, tomater og basilikum og bland til en jevn masse. Elt i noen sekunder på en lett melet overflate, kjevle deretter ut til 2,5 cm tykk og skjær i skiver med en utstikker. Legg kjeksene på et jevnt smurt brett og stek i en forvarmet ovn ved 230°C/425°F/gassmerke 7 i 15 minutter til de er myke og gyldne.

Grunnleggende hvitt brød

Gir tre 450g brød

25 g / 1 oz fersk gjær eller 40 ml / 2½ ss tørrgjær

10 ml / 2 ts sukker

900 ml / 1½ poeng / 3¾ kopper varmt vann

25 g / 1 oz / 2 ss smult (vegetabilsk fett)

1,5 kg / 3 lbs / 12 kopper sterkt vanlig (brød) mel

15 ml / 1 spiseskje salt

Bland gjæren med sukkeret og litt varmt vann og la den heve i 20 minutter på et lunt sted til det blir skummende. Gni smult inn i melet og saltet, tilsett deretter gjærblandingen og nok gjenværende vann til å blandes til du har en stiv deig som løsner rent fra sidene av bollen. Elt på lett melet overflate eller i kjøkkenmaskin til den er elastisk og ikke lenger klissete. Legg deigen i en smurt bolle, dekk til med oljet folie (plastfolie) og la den stå på et lunt sted i ca 1 time, til den har doblet seg og er elastisk å ta på.

Elt deigen igjen til den er stiv, del den i tre deler og legg i smurte 450g/1lb-former (former) eller form til brød etter eget valg. Dekk til og la den hvile på et lunt sted i ca 40 minutter, til deigen hever seg over toppen av formene.

Stek i en forvarmet ovn ved 230°C/450°F/gassmerke 8 i 30 minutter, til brødene begynner å krympe fra sidene av formene, er gyllenbrune og faste og hule når de bankes på bunnen.

bagels

12 siden

15 g / ½ oz fersk gjær eller 20 ml / 4 ts tørr gjær

5 ml / 1 ts melis (superfin)

300 ml / ½ pt / 1¼ kopper varm melk

50 g / 2 oz / ¼ kopp smør eller margarin

450 g / 1 lb / 4 kopper sterkt vanlig (brød) mel

en klype salt

1 eggeplomme

30 ml / 2 ss valmuefrø

Rør gjæren med sukkeret og litt varm melk og la heve på et lunt sted i 20 minutter til det blir skum. Gni inn smøret eller margarinen med melet og saltet, og lag en brønn i midten. Tilsett gjærblandingen, den resterende varme melken og eggeplommen og bland til en jevn masse. Elt til deigen er elastisk og ikke lenger klissete. Legg i en oljet bolle, dekk til med oljet folie (plastfilm) og la den heve på et lunt sted i ca 1 time til den dobles i størrelse.

Elt deigen litt, skjær den deretter i 12 deler. Rull hver til en ca 15 cm lang strimmel og tvinn dem til en ring. Legg på et smurt (kake-)brett, dekk til og la hvile i 15 minutter.

Kok opp en stor gryte med vann, reduser deretter varmen til en koking. Slipp en ring i det kokende vannet og kok i 3 minutter, snu den en gang, ta den ut og legg den på et (kake)brett. Fortsett med de resterende bagels. Dryss bagelen med valmuefrø og stek i en ovn forvarmet til 230°C til de er gyldenbrune i 20 minutter.

baps

12 siden

25 g / 1 oz fersk gjær eller 40 ml / 2½ ss tørrgjær

5 ml / 1 ts melis (superfin)

150 ml / ¼ pt / 2/3 kopp varm melk

50 g / 2 oz / ¼ kopp smult (forkorting)

450 g / 1 lb / 4 kopper sterkt vanlig (brød) mel

5 ml / 1 ts salt

150 ml / ¼ pt / 2/3 kopp varmt vann

Rør gjæren med sukkeret og litt varm melk og la heve på et lunt sted i 20 minutter til det blir skum. Gni smultet med melet, tilsett saltet og lag en brønn i midten. Tilsett gjærblandingen, gjenværende melk og vann og bland til en jevn masse. Elt til det er elastisk og ikke lenger klebrig. Legg i en oljet bolle og dekk med oljet folie (plastfolie). La stå på et lunt sted i ca 1 time til dobbel størrelse.

Form deigen til 12 flate rundstykker og legg dem på et smurt (steke)brett. La det stå i 15 minutter.

Stek i en forvarmet ovn til 230°C i 15-20 minutter til de er gyldenbrune.

kremet byggbrød

Gir en 900g / 2lb bar

15 g / ½ oz fersk gjær eller 20 ml / 4 ts tørr gjær

en klype sukker

350 ml / 12 fl oz / 1½ kopper varmt vann

400 g / 14 oz / 3½ kopper sterkt vanlig (brød) mel

175 g / 6 oz / 1½ kopper byggmel

en klype salt

45 ml / 3 ss enkel krem (lett)

Bland gjæren med sukkeret og litt varmt vann og la den heve i 20 minutter på et lunt sted til det blir skummende. Bland mel og salt i en bolle, tilsett gjærblandingen, fløten og det resterende vannet og bland til du får en stiv deig. Elt til det er glatt og ikke lenger klebrig. Legg i en oljet bolle, dekk til med oljet folie (plastfilm) og la den heve på et lunt sted i ca 1 time til den dobles i størrelse.

Elt den litt, støp den deretter til et oljet stekebrett på 900 g, dekk til og la den stå på et lunt sted i 40 minutter, til deigen hever seg over kanten av formen.

Stek i en ovn forvarmet til 220°C i 10 minutter, reduser deretter ovnstemperaturen til 190°C/375°F/gassmerke 5 og stek i ytterligere 25 minutter til stivnet. hul -lyd når basen treffes.

ølbrød

Gir en 900g / 2lb bar

450 g / 1 lb / 4 kopper selvhevende mel (gjær)

5 ml / 1 ts salt

350 ml / 12 fl oz / 1½ kopper øl

Bland ingrediensene til du får en jevn deig. Form til en smurt 2lb/900g brødform, dekk til og la stå på et lunt sted i 20 minutter. Stek i en ovn forvarmet til 190°C i 45 minutter til den er gyldenbrun, og du vil høre en hul lyd når du banker på bunnen.

Boston Brown Bread

Gir tre 450g brød

100 g / 4 oz / 1 kopp rugmel

100 g / 4 oz / 1 kopp maismel

100 g / 4 oz / 1 kopp fullkornshvetemel (hel hvete)

5 ml / 1 ts natron (natron)

5 ml / 1 ts salt

250 g / 9 oz / ¾ kopp blackstrap melasse (melasse)

500 ml / 16 fl oz / 2 kopper kjernemelk

175 g / 6 oz / 1 kopp rosiner

Bland de tørre ingrediensene, tilsett deretter melasse, kjernemelk og rosiner og bland til en jevn masse. Hell blandingen i tre smurte 1lb/450g vaniljesaus, dekk med bakepapir (vokset) og aluminiumsfolie og bind med hyssing for å forsegle toppen. Legg i en stor panne og fyll med nok varmt vann til å komme halvveis opp på sidene av bollene. Kok opp vannet, dekk til kjelen og la det småkoke i 2 1/2 time, etterfyll med kokende vann etter behov. Ta bollene ut av pannen og la avkjøle litt. Serveres varm med smør.

kli potter

3 siden

25 g / 1 oz fersk gjær eller 40 ml / 2½ ss tørrgjær

5 ml / 1 ts sukker

600 ml / 1 pt / 2½ kopper varmt vann

675 g / 1½ lb / 6 kopper fullkornshvetemel (hel hvete)

25 g / 1 oz / ¼ kopp soyamel

5 ml / 1 ts salt

50 g / 2 oz / 1 kopp kli

melk til glasuren

45 ml / 3 ss strimlet hvete

Du trenger tre nye, rene 13cm / 5cm leirpotter. Fordel dem godt og stek dem i varm ovn i 30 minutter så de ikke går i stykker.

Rør ut gjæren med sukkeret og litt varmt vann og la den stå til den blir skummende. Bland mel, salt og kli og lag en brønn i midten. Bland det varme vannet og gjæren og elt til du får en hard deig. Vend ut på et melet underlag og elt i ca 10 minutter til det er glatt og elastisk. Alternativt kan du gjøre dette i en foodprosessor. Ha deigen i en ren bolle, dekk til med oljet matfilm (plastfolie) og la heve på et lunt sted i ca 1 time til dobbel størrelse.

Legg på et melet underlag og elt igjen i 10 minutter. Form de tre smurte formene, dekk til og la stå i 45 minutter, til deigen hever seg over fatene.

Pensle deigen med melk og dryss over knust hvete. Stek i en forvarmet ovn ved 230°C/450°F/gassmerke 8 i 15 minutter. Reduser ovnstemperaturen til 200°C/400°F/gassmerke 6 og stek i ytterligere 30 minutter til den er godt hevet og stivnet. Slå av og la avkjøles.

smørrull

12 siden

450 g / 1 lb Grunnleggende hvit brøddeig

100 g / 4 oz / ½ kopp smør eller margarin, i terninger

Lag brøddeigen og la den heve til dobbel størrelse og elastisk å ta på.

Elt deigen igjen og bland den med smør eller margarin. Form 12 rundstykker og legg dem godt fra hverandre på et smurt (steke)brett. Dekk til med oljet folie (plastfolie) og la den hvile på et lunt sted i ca. 1 time til dobbel størrelse.

Stek i en forvarmet ovn til 230°C i 20 minutter til den er gyldenbrun, og når du banker på bunnen høres den hul ut.

kjernemelkbrød

Gir en 675g / 1½lb bar

450 g / 1 lb / 4 kopper universalmel

5 ml / 1 ts krem av tartar

5 ml / 1 ts natron (natron)

250 ml / 8 fl oz / 1 kopp kjernemelk

Bland mel, kremen av tartar og natron i en bolle og lag en brønn i midten. Tilsett nok kjernemelk til å blande til en jevn deig. Form til en sirkel og legg på et smurt (kake)brett. Stek i en forvarmet ovn ved 220°C, gassmerke 7, i 20 minutter til den er pent hevet og gyllenbrun.

Kanadisk maisbrød

Gjør en 23 cm / 9 tommers stang

150 g / 5 oz / 1¼ kopper universalmel

75 g / 3 oz / ¾ kopp maismel

15 ml / 1 ss bakepulver

2,5 ml / ½ teskje salt

100 g / 4 oz / 1/3 kopp lønnesirup

100 g / 4 oz / ½ kopp smult (vegetabilsk fett), smeltet

2 piskede egg

Bland de tørre ingrediensene sammen, tilsett sirup, smult og egg og bland godt. Hell over i en smurt 23 cm lang form og stek i ovn forvarmet til 220°C i 25 minutter, til den hever seg fint og blir gyllenbrun og begynner å krympe på sidene. Ut av boksen.

Cornish rull

12 siden

25 g / 1 oz fersk gjær eller 40 ml / 2½ ss tørrgjær

15 ml / 1 ss melis (superfin)

300 ml / ½ pt / 1¼ kopper varm melk

50 g / 2 oz / ¼ kopp smør eller margarin

450 g / 1 lb / 4 kopper sterkt vanlig (brød) mel

en klype salt

Rør gjæren med sukkeret og litt varm melk og la heve på et lunt sted i 20 minutter til det blir skum. Gni inn smøret eller margarinen med melet og saltet, og lag en brønn i midten. Tilsett gjærblandingen og den resterende melken og bland til en jevn masse. Elt til det er elastisk og ikke lenger klebrig. Legg i en oljet bolle og dekk med oljet folie (plastfolie). La stå på et lunt sted i ca 1 time til dobbel størrelse.

Form deigen til 12 flate rundstykker og legg dem på et smurt (steke)brett. Dekk til med oljet folie og la hvile i 15 minutter.

Stek i en forvarmet ovn til 230°C i 15-20 minutter til de er gyldenbrune.

land flatt brød

Hun lager seks små brød

10 ml / 2 ts tørrgjær

15 ml / 1 ss lys honning

120 ml / 4 fl oz / ½ kopp varmt vann

350 g / 12 oz / 3 kopper sterkt vanlig (brød) mel

5 ml / 1 ts salt

50 g / 2 oz / ¼ kopp smør eller margarin

5 ml / 1 ts spisskummen

5 ml / 1 ts malt koriander

5 ml / 1 ts malt kardemomme

120 ml / ½ kopp varm melk

60 ml / 4 ss sesamfrø

Bland gjær og honning med 45 ml / 3 ss varmt vann og 15 ml / 1 ss mel og he på et lunt sted i ca. 20 minutter til det er skummende. Bland resten av melet med saltet, smuldre deretter smøret eller margarinen, tilsett spisskummen, koriander og kardemomme, lag deretter en brønn i midten. Tilsett gjærblandingen, resten av vannet og nok melk til å lage en jevn deig. Elt godt til det er fast og ikke lenger klebrig. Legg i en oljet bolle, dekk til med oljet folie (plastfolie) og la stå på et lunt sted i ca. La den heve i 30 minutter til den dobles i størrelse.

Elt deigen igjen, og form den deretter til flate kaker. Legg på et smurt (kake-)brett og pensle med melk. Dryss over sesamfrø. Dekk til med oljet folie og la hvile i 15 minutter.

Stek i en forvarmet ovn ved 200°C/400°F/gassmerke 6 til de er gyldenbrune i 30 minutter.

Country valmueflette

Gir 450g / 1lb bar

275 g / 10 oz / 2½ kopper universalmel

25 g / 1 oz / 2 ss melis (superfint)

5 ml / 1 ts salt

10 ml / 2 ts tørrgjær som er lett å blande

175 ml / 6 fl oz / ¾ kopp melk

25 g / 1 oz / 2 ss smør eller margarin

1 egg

Litt melk eller eggehvite til smøring

30 ml / 2 ss valmuefrø

Bland mel, sukker, salt og gjær. Varm opp melken med smøret eller margarinen, bland deretter melet med egget og elt til en hard deig. Elt til det er elastisk og ikke lenger klebrig. Legg i en oljet bolle, dekk til med oljet folie (plastfilm) og la den heve på et lunt sted i ca 1 time til den dobles i størrelse.

Elt igjen og tre ca. Form den til en 20 cm lang pølse. Fukt den ene enden av hver stripe og press dem sammen, flette deretter stripene sammen, våt og forsegl endene. Legg på et smurt (kake-)brett, dekk med smurt plastfilm og stek i ca. La den hvile i 40 minutter til den dobles i størrelse.

Pensle med melk eller eggehvite og dryss over valmuefrø. I en forvarmet ovn på 190°C, gassmerke 5 i ca. Stek til de er gyldenbrune i 45 minutter.

Landlig grovt brød

Gir to 450g brød

20 ml / 4 ts tørrgjær

5 ml / 1 ts melis (superfin)

600 ml / 1 pt / 2½ kopper varmt vann

25 g / 1 oz / 2 ss vegetabilsk fett (forkorting)

800 g / 1¾ lb / 7 kopper fullkornshvetemel (hel hvete)

10 ml / 2 ts salt

10 ml / 2 ts maltekstrakt

1 sammenvispet egg

25 g / 1 oz / ¼ kopp strimlet hvete

Bland gjæren med sukkeret og litt varmt vann og la den stå i ca 20 minutter til den blir skummende. Gni inn fettet med mel, salt og maltekstrakt og lag en brønn i midten. Tilsett gjærblandingen og det resterende varme vannet og bland til en jevn masse. Elt godt til det er elastisk og ikke lenger klissete. Legg i en oljet bolle, dekk til med oljet folie (plastfilm) og la den heve på et lunt sted i ca 1 time til den dobles i størrelse.

Elt deigen igjen og form til to smurte 450g/1lb-former (former). La den hvile på et lunt sted i ca 40 minutter, til deigen hever seg over toppen av formene.

Pensle toppen av bollen grundig med eggeplomme og strø over strimlet hvete. I en forvarmet ovn på 230°C, gassmerke 8 i ca. Stek i 30 minutter til den er gyldenbrun og bunnen blir hul når du banker på.

karristreng

Gir to 450g brød

120 ml / 4 fl oz / ½ kopp varmt vann

30 ml / 2 ss tørrgjær

225 g / 8 oz / 2/3 kopp lett honning

25 g / 1 oz / 2 ss smør eller margarin

30 ml / 2 ss karripulver

675 g / 1½ lb / 6 kopper universalmel

10 ml / 2 ts salt

450 ml / ¾ pt / 2 kopper kjernemelk

1 egg

10 ml / 2 ts vann

45 ml / 3 ss flakede mandler (i skiver)

Bland vannet med gjæren og 5 ml / 1 ts honning og la stå i 20 minutter til skum. Smelt smøret eller margarinen, tilsett deretter karripulveret og la det småkoke i 1 minutt. Tilsett den resterende honningen og fjern fra varmen. Ha halvparten av melet og saltet i en bolle, lag en fordypning i midten. Tilsett gjærblandingen, honningblandingen og kjernemelken, og tilsett deretter gradvis resten av melet til du har en jevn deig. Elt til det er glatt og elastisk. Legg i en oljet bolle, dekk til med oljet plastfilm, og la den heve på et lunt sted i ca 1 time, til den dobles i størrelse.

Elt igjen og del deigen i to. Skjær hver del i tre deler og rull til 20 cm pølseformer. Fukt den ene enden av hver strimmel og trykk sammen i to trippel for å forsegle. Pakk de to settene med bånd sammen og forsegl endene. Legg på et smurt (kake-)brett, dekk til med smurt folie (plastfolie) og stek i ca. La den hvile i 40 minutter til den dobles i størrelse.

Pisk egget med vann og fordel på brødet, og dryss deretter over mandler. Stek i en ovn forvarmet til 190°C i 40 minutter til den er gyldenbrun, og du vil høre en hul lyd når du banker på bunnen.

devon deler seg

12 siden

25 g / 1 oz fersk gjær eller 40 ml / 2½ ss tørrgjær

5 ml / 1 ts melis (superfin)

150 ml / ¼ pt / 2/3 kopp varm melk

50 g / 2 oz / ¼ kopp smør eller margarin

450 g / 1 lb / 4 kopper sterkt vanlig (brød) mel

150 ml / ¼ pt / 2/3 kopp varmt vann

Rør gjæren med sukkeret og litt varm melk og la heve på et lunt sted i 20 minutter til det blir skum. Smuldre smøret eller margarinen med melet og lag en fordypning i midten. Tilsett gjærblandingen, gjenværende melk og vann og bland til en jevn masse. Elt til det er elastisk og ikke lenger klebrig. Legg i en oljet bolle og dekk med oljet folie (plastfolie). La stå på et lunt sted i ca 1 time til dobbel størrelse.

Form deigen til 12 flate rundstykker og legg dem på et smurt (steke)brett. La det stå i 15 minutter.

Stek i en forvarmet ovn til 230°C til de er gyldenbrune i 15-20 minutter.

Hvetekimbrød med frukt

Gir en 900g / 2lb bar

225 g / 8 oz / 2 kopper universalmel

5 ml / 1 ts salt

5 ml / 1 ts natron (natron)

5 ml / 1 ts bakepulver

175 g / 6 oz / 1½ kopper hvetekim

100 g / 4 oz / 1 kopp maismel

100 g / 4 oz / 1 kopp havregryn

350 g / 12 oz / 2 kopper sultanas (gyldne rosiner)

1 egg, lett pisket

250 ml / 8 fl oz / 1 kopp vanlig yoghurt

150 ml / ¼ pt / 2/3 kopp blackstrap melasse (melasse)

60 ml / 4 ss gylden sirup (lys mais)

30 ml / 2 ss olje

Bland de tørre ingrediensene og sultanas sammen og lag en brønn i midten. Bland egg, yoghurt, melasse, sirup og olje, tilsett deretter de tørre ingrediensene og bland til en jevn masse. Form til en smurt brødform (form) på 900 g og stek i forvarmet ovn på 180°C i 1 time til den er stiv. La avkjøle i formen i 10 minutter før du vender ut på en rist for å avslutte avkjølingen.

Fruktig melkefletter

Gir to 450g brød

15 g / ½ oz fersk gjær eller 20 ml / 4 ts tørr gjær

5 ml / 1 ts melis (superfin)

450 ml / ¾ pt / 2 kopper varm melk

50 g / 2 oz / ¼ kopp smør eller margarin

675 g / 1½ lb / 6 kopper universalmel

en klype salt

100 g / 4 oz / 2/3 kopp rosiner

25 g / 1 oz / 3 ss rips

25 g / 1 oz / 3 ss blandet skall (kandisert) hakket

melk til glasuren

Rør gjæren med sukkeret og litt varm melk. La stå på et lunt sted i ca 20 minutter til det er skummende. Gni inn smøret eller margarinen med mel og salt, tilsett rosiner, rips og blandet skall og lag en brønn i midten. Bland inn den resterende varme melken og gjæren og elt til den er jevn, men ikke klissete. Legg i en oljet bolle og dekk med oljet folie (plastfolie). La stå på et lunt sted i ca 1 time til dobbel størrelse.

Elt litt igjen, del deretter i to. Del hver halvdel i tre og rull til en pølseform. Fukt den ene enden av hver rull og trykk forsiktig på tre, pakk deretter deigen, fukt og forsegl endene. Gjenta med den andre deigflettingen. Legg på et smurt (kake-)brett, dekk til med smurt folie (plastfolie) og la det hvile i ca 15 minutter.

Pensle med litt melk og stek i en forvarmet ovn ved 200°C/400°F/gassmerke 6 i 30 minutter, til den er gyldenbrun og hul når du banker på bunnen.

låvebrød

Gir to 900g brød

25 g / 1 oz fersk gjær eller 40 ml / 2½ ss tørrgjær

5 ml / 1 teskje honning

450 ml / ¾ pt / 2 kopper varmt vann

350 g / 12 oz / 3 kopper fullkornshvetemel

350 g / 12 oz / 3 kopper fullkornsmel (fullkorn)

15 ml / 1 spiseskje salt

15 g / ½ oz / 1 ss smør eller margarin

Bland gjæren med honningen og litt varmt vann og la stå på et lunt sted i ca. La heve i 20 minutter til skum. Bland melet med saltet, og fordel det deretter med smør eller margarin. Tilsett gjærblandingen og nok varmt vann til å lage en myk deig. Elt på en lett melet overflate til den er jevn og ikke lenger klebrig. Legg i en oljet bolle, dekk til med oljet folie (plastfilm) og la den heve på et lunt sted i ca 1 time til den dobles i størrelse.

Elt igjen og form til to smurte 900g/2lb-former. Dekk til med oljet folie og la hvile til deigen når toppen av boksene.

Stek i en ovn forvarmet til 220°C til den er gyldenbrun i 25 minutter, og når du banker på bunnen høres den hul ut.

låverull

12 siden

15 g / ½ oz fersk gjær eller 20 ml / 2½ ss tørrgjær

5 ml / 1 ts melis (superfin)

300 ml / ½ pt / 1¼ kopper varmt vann

450 g / 1 lb / 4 kopper universalmel

5 ml / 1 ts salt

5 ml / 1 ss maltekstrakt

30 ml / 2 ss strimlet hvete

Bland gjæren med sukkeret og litt varmt vann og la det skumme på et lunt sted. Bland inn mel og salt, bland deretter inn gjærblandingen, det resterende varme vannet og maltekstraktet. Elt på en lett melet overflate til den er jevn og elastisk. Legg i en oljet bolle, dekk til med oljet folie (plastfilm) og la den heve på et lunt sted i ca 1 time til den dobles i størrelse.

Elt litt, form deretter til rundstykker og legg på et smurt (kake)brett. Pensle med vann og dryss over sprukket hvete. Dekk til med oljet folie og la stå på et lunt sted i ca 40 minutter til dobbel størrelse.

Stek i ovn forvarmet til 220°C i 10-15 minutter til du hører en hul lyd når du banker på bunnen.

Kornmagasinbrød med hasselnøtter

Gir en 900g / 2lb bar

15 g / ½ oz fersk gjær eller 20 ml / 4 ts tørr gjær

5 ml / 1 ts mykt brunt sukker

450 ml / ¾ pt / 2 kopper varmt vann

450 g / 1 lb / 4 kopper universalmel

175 g / 6 oz / 1½ kopper universal (brød) mel

5 ml / 1 ts salt

15 ml / 1 spiseskje olivenolje

100 g / 4 oz / 1 kopp hasselnøtter, grovhakket

Bland gjæren med sukkeret og litt varmt vann og la den heve i 20 minutter på et lunt sted til det blir skummende. Bland mel og salt i en bolle, tilsett gjærblandingen, oljen og det resterende varme vannet og bland til du får en stiv deig. Elt til det er glatt og ikke lenger klebrig. Legg i en oljet bolle, dekk til med oljet folie (plastfilm) og la den heve på et lunt sted i ca 1 time til den dobles i størrelse.

Elt lett igjen og arbeid inn valnøttene, form deretter til en smurt brødform på 900g, dekk med smurt folie og la stå på et lunt sted i 30 minutter, til deigen hever seg over kanten av formen.

Stek i en ovn forvarmet til 220°C i 30 minutter til den er gyldenbrun, og bunnen blir hul når du banker på.

grissini

12 siden

25 g / 1 oz fersk gjær eller 40 ml / 2½ ss tørrgjær

15 ml / 1 ss melis (superfin)

120 ml / ½ kopp varm melk

25 g / 1 oz / 2 ss smør eller margarin

450 g / 1 lb / 4 kopper sterkt vanlig (brød) mel

10 ml / 2 ts salt

Bland gjæren med 5 ml / 1 ts sukker og litt varm melk og la den heve på et lunt sted i 20 minutter til den blir skummende. Smelt smøret og det resterende sukkeret i den resterende varme melken. Ha mel og salt i en bolle, lag en brønn i midten. Tilsett gjær og melk og bland til en våt deig. Elt til glatt. Legg i en oljet bolle, dekk til med oljet folie (plastfilm) og la den heve på et lunt sted i ca 1 time til den dobles i størrelse.

Elt den litt, del den deretter i 12 og strekk den til lange, tynne barer, og legg dem godt fra hverandre på et smurt (kake)brett. Dekk til med oljet plastfolie og la stå på et lunt sted i 20 minutter.

Pensle brødpinnene med vann og stek i en ovn forvarmet til 220°C i 10 minutter, reduser deretter ovnstemperaturen til 180°C/350°F/gassmerke 4 og stek i ytterligere 20 minutter. sprø.

høste flette

Gir en 550g / 1¼lb bar

25 g / 1 oz fersk gjær eller 40 ml / 2½ ss tørrgjær

25 g / 1 oz / 2 ss melis (superfint)

150 ml / ¼ pt / 2/3 kopp varm melk

50 g / 2 oz / ¼ kopp smør eller margarin, smeltet

1 sammenvispet egg

450 g / 1 lb / 4 kopper universalmel

en klype salt

30 ml / 2 ss rips

2,5 ml / ½ teskje malt kanel

5 ml / 1 ts revet sitronskall

melk til glasuren

Bland gjæren med 2,5 ml / ½ teskje sukker og litt varm melk og la den skumme i ca 20 minutter på et lunt sted. Bland resten av melken med smøret eller margarinen og la den avkjøles litt. Rør inn egget. Ha de andre ingrediensene i en bolle og lag en brønn i midten. Tilsett melk og gjær og bland til en jevn masse. Elt til det er elastisk og ikke lenger klebrig. Legg i en oljet bolle og dekk med oljet folie (plastfolie). La stå på et lunt sted i ca 1 time til dobbel størrelse.

Del deigen i tre deler og strekk den i strimler. Fukt den ene enden av hver stripe og klyp endene sammen, flette, våt og fest den andre enden. Legg på et smurt (steke)brett, dekk til med smurt plastfilm og la heve på et lunt sted i 15 minutter.

Pensle med litt melk og stek i en forvarmet ovn ved 220°C/425°F/gassmerke 7 i 15-20 minutter til den er gyldenbrun og hul når du banker på bunnen.

melkebrød

Gir to 450g brød

15 g / ½ oz fersk gjær eller 20 ml / 4 ts tørr gjær

5 ml / 1 ts melis (superfin)

450 ml / ¾ pt / 2 kopper varm melk

50 g / 2 oz / ¼ kopp smør eller margarin

675 g / 1½ lb / 6 kopper universalmel

en klype salt

melk til glasuren

Rør gjæren med sukkeret og litt varm melk. La stå på et lunt sted i ca 20 minutter til det er skummende. Gni inn smøret eller margarinen med melet og saltet, og lag en brønn i midten. Bland inn den resterende varme melken og gjæren og elt til den er jevn, men ikke klissete. Legg i en oljet bolle og dekk med oljet folie (plastfolie). La stå på et lunt sted i ca 1 time til dobbel størrelse.

Elt litt igjen, del deretter blandingen mellom to smurte, 450 g brødformer (former), dekk til med smurt folie og la hvile i ca. 15 minutter, til deigen hever seg over toppen av formene.

Pensle med litt melk og stek i en forvarmet ovn ved 200°C/400°F/gassmerke 6 i 30 minutter, til den er gyldenbrun og hul når du banker på bunnen.

fruktbrød med melk

Gir to 450g brød

15 g / ½ oz fersk gjær eller 20 ml / 4 ts tørr gjær

5 ml / 1 ts melis (superfin)

450 ml / ¾ pt / 2 kopper varm melk

50 g / 2 oz / ¼ kopp smør eller margarin

675 g / 1½ lb / 6 kopper universalmel

en klype salt

100 g / 4 oz / 2/3 kopp rosiner

melk til glasuren

Rør gjæren med sukkeret og litt varm melk. La stå på et lunt sted i ca 20 minutter til det er skummende. Gni inn smøret eller margarinen med mel og salt, tilsett rosinene og lag en brønn i midten. Bland inn den resterende varme melken og gjæren og elt til den er jevn, men ikke klissete. Legg i en oljet bolle og dekk med oljet folie (plastfolie). La stå på et lunt sted i ca 1 time til dobbel størrelse.

Elt litt igjen, del deretter blandingen mellom to smurte, 450 g brødformer (former), dekk til med smurt folie og la hvile i ca. 15 minutter, til deigen hever seg over toppen av formene.

Pensle med litt melk og stek i en forvarmet ovn ved 200°C/400°F/gassmerke 6 i 30 minutter, til den er gyldenbrun og hul når du banker på bunnen.

morgenbrød

Gir to 450g brød

100 g / 4 oz / 1 kopp fullkorn

15 ml / 1 ss maltekstrakt

450 ml / ¾ pt / 2 kopper varmt vann

25 g / 1 oz fersk gjær eller 40 ml / 2½ ss tørrgjær

30 ml / 2 ss lys honning

25 g / 1 oz / 2 ss vegetabilsk fett (forkorting)

675 g / 1½ lb / 6 kopper fullkornshvetemel (hel hvete)

25 g / 1 oz / ¼ kopp tørr melk (skummetmelkpulver)

5 ml / 1 ts salt

Bløtlegg hele hvetekorn og maltekstrakt i varmt vann over natten. Bland gjæren med litt mer varmt vann og 5 ml / 1 ts honning. La stå på et lunt sted i ca 20 minutter til det er skummende. Gni inn fettet med mel, melkepulver og salt, og lag en brønn i midten. Tilsett gjærblandingen, den resterende honningen og hveteblandingen og bland til en deig. Elt godt til det er glatt og ikke lenger klebrig. Legg i en oljet bolle, dekk til med oljet folie (plastfilm) og la den heve på et lunt sted i ca 1 time til den dobles i størrelse.

Elt deigen igjen og form den til to smurte 450g/1lb bakeformer. Dekk til med oljet folie og la stå på et lunt sted i 40 minutter, til deigen når rett over toppen av boksene.

I en forvarmet ovn på 200°C, gassmerke 7 i ca. Stek i 25 minutter, til de er godt hevet og gir en hul lyd når du banker på bunnen.

muffinsbrød

Gir to 900g brød

300 g / 10 oz / 2½ kopper fullkornsmel (fullkorn)

300 g / 10 oz / 2½ kopper universalmel

40 ml / 2½ ss tørrgjær

15 ml / 1 ss melis (superfin)

10 ml / 2 ts salt

500 ml / 17 fl oz / 2¼ kopper varm melk

2,5 ml / ½ ts natron (natron)

15 ml / 1 ss varmt vann

Bland melene. Mål 350 g av det blandede melet i en bolle og bland gjær, sukker og salt. Tilsett melken og pisk til en jevn masse. Bland natron og vann, bland deretter med det resterende melet til massen. Fordel blandingen mellom to smurte brødformer på 900 g, dekk til og la heve i ca 1 time til dobbel størrelse.

Stek i en forvarmet ovn ved 190°C/375°F/gassmerke 5 i 1¼ time til den er gjennomhevet og gyllenbrun.

usyret brød

Gir en 900g / 2lb bar

450 g / 1 lb / 4 kopper fullkornsmel (fullkorn)

175 g / 6 oz / 1½ kopper selvhevende mel

5 ml / 1 ts salt

30 ml / 2 ss melis (superfin)

450 ml / ¾ pt / 2 kopper melk

20 ml / 4 teskjeer eddik

30 ml / 2 ss olje

5 ml / 1 ts natron (natron)

Bland mel, salt og sukker og lag en brønn i midten. Bland melk, eddik, olje og natron, hell i de tørre ingrediensene og bland til en jevn masse. Form til en smurt brødform (form) på 900 g og stek i en forvarmet ovn på 180°C i 1 time, til den er gyldenbrun og hul når du banker på bunnen.

pizza deig

Lager to 23 cm pizzaer

15 g / ½ oz fersk gjær eller 20 ml / 4 ts tørr gjær

en klype sukker

250 ml / 8 fl oz / 1 kopp varmt vann

350 g / 12 oz / 3 kopper universalmel

en klype salt

30 ml / 2 ss olivenolje

Bland gjæren med sukkeret og litt varmt vann og la den heve i 20 minutter på et lunt sted til det blir skummende. Bland melet med salt og olivenolje og elt til det er glatt og ikke lenger klissete. Legg i en oljet bolle, dekk til med oljet folie (plastfilm) og la den heve på et lunt sted i 1 time til den dobles i størrelse. Elt igjen og form etter behov.

havre på kolben

Gir 450g / 1lb bar

25 g / 1 oz fersk gjær eller 40 ml / 2½ ss tørrgjær

5 ml / 1 ts melis (superfin)

150 ml / ¼ pt / 2/3 kopp varm melk

150 ml / ¼ pt / 2/3 kopp varmt vann

400 g / 14 oz / 3½ kopper sterkt vanlig (brød) mel

5 ml / 1 ts salt

25 g / 1 oz / 2 ss smør eller margarin

100 g / 4 oz / 1 kopp middels havregryn

Bland gjær og sukker med melk og vann og la det skumme på et lunt sted. Bland mel og salt, smuldre deretter smøret eller margarinen og tilsett havregrynene. Lag en brønn i midten, hell i gjærblandingen og bland til en jevn masse. Legg på en melet overflate og elt til den er jevn og elastisk innen 10 minutter. Legg i en oljet bolle, dekk til med oljet folie (plastfolie) og la heve på et lunt sted i ca. 1 time til dobbel størrelse.

Elt deigen igjen, og form den til et brød etter eget valg. Legg på et smurt (kake-)brett, pensle med litt vann, dekk til med smurt plastfilm og stek på et lunt sted i ca. La den heve i 40 minutter til den dobles i størrelse.

Stek i en forvarmet ovn ved 230°C, gassmerke 8, i 25 minutter, til den er gjennomhevet, gyllenbrun og lager en hul lyd når du banker på bunnen.

Havregryn farl

4 siden

25 g / 1 oz fersk gjær eller 40 ml / 2½ ss tørrgjær

5 ml / 1 teskje honning

300 ml / ½ pt / 1¼ kopper varmt vann

450 g / 1 lb / 4 kopper sterkt vanlig (brød) mel

50 g / 2 oz / ½ kopp middels havregryn

2,5 ml / ½ ts bakepulver

en klype salt

25 g / 1 oz / 2 ss smør eller margarin

Bland gjæren med honningen og litt varmt vann og la den heve i 20 minutter på et lunt sted til det blir skummende.

Bland mel, havregryn, bakepulver og salt, og smuldre deretter med smør eller margarin. Tilsett gjærblandingen og det resterende varme vannet og bland til du har en middels myk deig. Elt til det er elastisk og ikke lenger klebrig. Legg i en oljet bolle, dekk til med oljet folie (plastfilm) og la den heve på et lunt sted i ca 1 time til den dobles i størrelse.

Elt litt igjen og form til en sirkel ca. 3 cm tykk. Skjær dem i kvarte og legg dem litt fra hverandre, men fortsatt i sin opprinnelige runde form, på et oljet (kake)brett. Dekk til med oljet folie og la hvile i ca 30 minutter til dobbel størrelse.

Stek i en ovn forvarmet til 200°C i 30 minutter til den er gyldenbrun og den lager en hul lyd når du banker på bunnen.

Pita

Serverer 6

15 g / ½ oz fersk gjær eller 20 ml / 4 ts tørr gjær

5 ml / 1 ts melis (superfin)

300 ml / ½ pt / 1¼ kopper varmt vann

450 g / 1 lb / 4 kopper sterkt vanlig (brød) mel

5 ml / 1 ts salt

Bland gjær, sukker og litt varmt vann og surr på et lunt sted i 20 minutter til det blir skum. Bland gjærblandingen og det resterende varme vannet med mel og salt og bland til du får en stiv deig. Elt til det er glatt og elastisk. Legg i en oljet bolle, dekk til med oljet folie (plastfilm) og la den heve på et lunt sted i ca 1 time til den dobles i størrelse.

Elt igjen og del i seks deler. Kjevle ut ovale former ca. 5 mm/¼ tykke og legg dem på et smurt (steke)brett. Dekk til med oljet folie og la den hvile i 40 minutter til den dobles i størrelse.

I en forvarmet ovn ved 230°C/450°F/gassmerke 8 vil den brunes litt etter 10 minutter.

Raskt grovt brød

Gir to 450g brød

15 g / ½ oz fersk gjær eller 20 ml / 4 ts tørr gjær

300 ml / ½ pt / 1¼ kopper varm melk og vann blandet

15 ml / 1 ss blackstrap melasse (melasse)

225 g / 8 oz / 2 kopper fullkornshvetemel (hel hvete)

225 g / 8 oz / 2 kopper universalmel

10 ml / 2 ts salt

25 g / 1 oz / 2 ss smør eller margarin

15 ml / 1 ss strimlet hvete

Bland gjæren med litt varm melk og vann, samt melassen, og la den skumme på et lunt sted. Bland melet med saltet, og fordel det deretter med smør eller margarin. Lag en brønn i midten og hell i gjærblandingen til du får en hard deig. Legg på en melet overflate og elt til den er jevn og elastisk innen 10 minutter, eller bearbeid i en foodprosessor. Form til to brød og legg i smurte og kledde 450g brødformer. Pensle toppen med vann og dryss over knust hvete. Dekk til med oljet folie (plastfolie) og la heve på et lunt sted i ca 1 time til dobbel størrelse.

Stek i en forvarmet ovn ved 240°C, gassmerke 8, i 40 minutter, til brødene høres hule ut når de bankes i bunnen.

vått risbrød

Gir en 900g / 2lb bar

75 g / 3 oz / 1/3 kopp langkornet ris

15 g / ½ oz fersk gjær eller 20 ml / 4 ts tørr gjær

en klype sukker

250 ml / 8 fl oz / 1 kopp varmt vann

550 g / 1¼ lb / 5 kopper sterkt vanlig (brød) mel

2,5 ml / ½ teskje salt

Mål opp risen i en kopp og hell den i en panne. Tilsett tre ganger volumet av kaldt vann, kok opp, dekk til og la det småkoke i ca 20 minutter til vannet er absorbert. I mellomtiden blander du gjæren med sukkeret og litt varmt vann og lar den heve på et lunt sted i 20 minutter til det blir skummende.

Ha mel og salt i en bolle, lag en brønn i midten. Tilsett gjærblandingen og den varme risen og bland til du har en jevn deig. Legg i en oljet bolle, dekk til med oljet folie (plastfilm) og la den heve på et lunt sted i ca 1 time til den dobles i størrelse.

Elt lett, tilsett litt mer mel hvis deigen er for myk til å jobbe med, og form til en oljet brødform på 900 g. Dekk til med oljet folie og la heve på et lunt sted i 30 minutter, til deigen hever over kanten av formen.

Stek i en forvarmet ovn ved 230°C/450°F/gassmerke 8 i 10 minutter, reduser deretter ovnstemperaturen til 200°C/400°F/gassmerke 6 og stek i ytterligere 25 minutter til stivnet. hul -lyd når basen treffes.

Ris- og mandelbrød

Gir en 900g / 2lb bar

175 g / 6 oz / ¾ kopp smør eller margarin, myknet

175 g / 6 oz / ¾ kopp melis (superfint)

3 egg, lett pisket

100 g / 4 oz / 1 kopp sterkt vanlig (brød) mel

5 ml / 1 ts bakepulver

en klype salt

100 g / 4 oz / 1 kopp malt ris

50 g / 2 oz / ½ kopp malte mandler

15 ml / 1 ss varmt vann

Pisk smør eller margarin og sukker til skum. Pisk eggene gradvis, tilsett deretter de tørre ingrediensene og vannet for å lage en jevn deig. Form til en smurt brødform (form) på 900 g og stek i en forvarmet ovn på 180°C i 1 time, til den er gyldenbrun og hul når du banker på bunnen.

sprø kjeks

Den serverer 24

675 g / 1½ lb / 6 kopper universalmel

15 ml / 1 ss krem av tartar

10 ml / 2 ts salt

400 g / 14 oz / 1¾ kopper melis (superfint)

250 g / 9 oz / sjenerøs 1 kopp smør eller margarin

10 ml / 2 ts natron (natron)

250 ml / 8 fl oz / 1 kopp kjernemelk

1 egg

Bland mel, kremen av tartar og salt. Tilsett sukkeret. Gni inn smøret eller margarinen til blandingen minner om brødsmuler og det er en brønn i midten. Bland natron med litt kjernemelk og bland egget med den resterende kjernemelken. Reserver 30 ml / 2 ss av eggeblandingen for pensel av cupcakes. Bland resten av de tørre ingrediensene med natronblandingen og bland til du får en stiv deig. Del deigen i seks like deler og form dem til pølser. Flat ut litt og skjær hver i seks biter. Legg på et smurt (kake-)brett og pensle med den reserverte eggeblandingen. Stek i en forvarmet ovn ved 200°C/400°F/gassmerke 6 til de er gyldenbrune i 30 minutter.

Bayersk rugbrød

Gir to 450g brød

Til surdeigen:

150 g / 5 oz / 1¼ kopper rugmel

5 ml / 1 ts tørrgjær

150 ml / ¼ pt / 2/3 kopp varmt vann

Til brødet:

550 g / 1¼ lb / 5 kopper fullkornshvetemel (hel hvete)

50 g / 2 oz / ½ kopp rugmel

5 ml / 1 ts salt

25 g / 1 oz fersk gjær eller 40 ml / 2½ ss tørrgjær

350 ml / 12 fl oz / 1½ kopper varmt vann

30 ml / 2 ss spisskummen

Bland litt mel med vann for å lage en pasta.

Bland rugmel, gjær og vann med surdeigen til den blir gjennomsiktig. Dekk til og la stå over natten.

For å lage brødet blander du melet og saltet. Bland gjæren med det varme vannet og tilsett det i surdeigsmelet. Tilsett halvparten av spisskummen og bland til en deig. Elt godt til det er elastisk og ikke lenger klissete. Legg i en oljet bolle, dekk til med oljet folie (plastfolie) og la stå på et lunt sted i ca. La den heve i 30 minutter til den dobles i størrelse.

Elt igjen, form til to 450 g brød og legg på et oljet (kake)brett. Fordel den med mel- og vannblandingen og strø over den resterende spisskummen. Dekk til med oljet folie og la hvile i 30 minutter.

Stek i en forvarmet ovn ved 230°C på gassmerke 8 i 30 minutter til den er mørk brun og hul når du banker på bunnen.

lyst rugbrød

Gir en 675g / 1½lb bar

15 g / ½ oz fersk gjær eller 20 ml / 4 ts tørr gjær

5 ml / 1 ts melis (superfin)

150 ml / ¼ pt / 2/3 kopp varmt vann

225 g / 8 oz / 2 kopper rugmel

400 g / 14 oz / 3½ kopper sterkt vanlig (brød) mel

10 ml / 2 ts salt

300 ml / ½ pt / 1¼ kopper varm melk

1 pisket eggeplomme

5 ml / 1 ts valmue

Bland gjæren med sukker og vann og la den skumme på et lunt sted. Bland mel og salt sammen og lag en brønn i midten. Tilsett melk og gjær og bland til du får en stiv deig. Elt på en lett melet overflate til den er jevn og elastisk. Legg i en oljet bolle, dekk til med oljet folie (plastfilm) og la den heve på et lunt sted i ca 1 time til den dobles i størrelse.

Elt litt igjen, form deretter til et langt brød og legg på et smurt (kake)brett. Dekk til med oljet folie og la hvile i 30 minutter.

Pensle med eggeplomme og dryss over valmuefrø. Stek i en forvarmet ovn ved 200°C/400°F/gassmerke 6 i 20 minutter. Reduser ovnstemperaturen til 190°C/375°F/gassmerke 5 og stek i ytterligere 15 minutter, til brødet høres hult ut når du banker på bunnen.

Rugbrød med hvetekim

Gir 450g / 1lb bar

15 g / ½ oz fersk gjær eller 20 ml / 4 ts tørr gjær

5 ml / 1 ts sukker

450 ml / ¾ pt / 2 kopper varmt vann

350 g / 12 oz / 3 kopper rugmel

225 g / 8 oz / 2 kopper universalmel

50 g / 2 oz / ½ kopp hvetekim

10 ml / 2 ts salt

45 ml / 3 ss blackstrap melasse (melasse)

15 ml / 1 spiseskje olje

Rør gjæren med sukkeret og litt varmt vann, og legg den deretter på et lunt sted til det blir skum. Bland mel, hvetekim og salt og lag en brønn i midten. Tilsett gjærblandingen med melasse og olje og bland til du har en jevn deig. Legg på en melet overflate og elt til den er jevn og elastisk innen 10 minutter, eller bearbeid i en foodprosessor. Legg i en oljet bolle, dekk til med oljet folie (plastfilm) og la den heve på et lunt sted i ca 1 time til den dobles i størrelse.

Elt den igjen, form den til et brød og legg den på et smurt (kake)brett. Dekk til med oljet plastfilm og la heve til dobbel.

Stek i en forvarmet ovn ved 220°C/425°F/gassmerke 7 i 15 minutter. Reduser ovnstemperaturen til 190°C/375°F/gassmerke 5 og stek i ytterligere 40 minutter til brødet høres hult ut når du banker på bunnen.

Samos brød

Gir tre 450g brød

15 g / ½ oz fersk gjær eller 20 ml / 4 ts tørr gjær

15 ml / 1 ss maltekstrakt

600 ml / 1 pt / 2½ kopper varmt vann

25 g / 1 oz / 2 ss vegetabilsk fett (forkorting)

900 g / 2 lb / 8 kopper fullkornshvetemel (hel hvete)

30 ml / 2 ss melkepulver (skummetmelkpulver)

10 ml / 2 ts salt

15 ml / 1 ss lys honning

50 g / 2 oz / ½ kopp sesamfrø, ristet

25 g / 1 oz / ¼ kopp solsikkefrø, ristet

Bland gjæren med maltekstrakten og litt varmt vann og surr på et lunt sted i 10 minutter til det blir skummende. Gni inn fettet med mel og melkepulver, tilsett saltet og lag en brønn i midten. Tilsett gjærblandingen, gjenværende varmt vann og honning og bland til en deig. Elt godt til det er glatt og elastisk. Tilsett frøene og elt i ytterligere 5 minutter til de er godt blandet. Form til tre 450g/1lb brød og legg på et smurt (kake)brett. Dekk til med oljet folie (plastfilm) og la den heve på et lunt sted i 40 minutter, til det dobles i størrelse.

Stek i en forvarmet ovn ved 230°F/450°F/gassmerke 8 i 30 minutter til den er gyldenbrun og høres hul ut når du banker på bunnen.

sesamfrø

12 siden

25 g / 1 oz fersk gjær eller 40 ml / 2½ ss tørrgjær

5 ml / 1 ts melis (superfin)

150 ml / ¼ pt / 2/3 kopp varm melk

450 g / 1 lb / 4 kopper sterkt vanlig (brød) mel

5 ml / 1 ts salt

25 g / 1 oz / 2 ss smult (vegetabilsk fett)

150 ml / ¼ pt / 2/3 kopp varmt vann

30 ml / 2 ss sesamfrø

Rør gjæren med sukkeret og litt varm melk og la den skumme på et lunt sted. Bland mel og salt i en bolle, fordel smøret og lag en fordypning i midten. Tilsett gjærblandingen, gjenværende melk og vann og bland til en jevn masse. Legg på en melet overflate og elt til den er jevn og elastisk innen 10 minutter, eller bearbeid i en foodprosessor. Legg i en oljet bolle, dekk til med oljet folie (plastfilm) og la den heve på et lunt sted i ca 1 time til den dobles i størrelse.

Elt igjen og form til 12 rundstykker, flat litt og legg på et smurt (kake)brett. Dekk til med oljet folie (folie) og la hvile på et lunt sted i 20 minutter.

Pensle med vann, dryss over frø og stek i en forvarmet ovn ved 220°C/425°F/gassmerke 7 til de er gyldenbrune i 15 minutter.

Surdeigsforrett

Omtrent 450 g / 1 lb

450 ml / ¾ pt / 2 kopper varmt vann

25 g / 1 oz fersk gjær eller 40 ml / 2½ ss tørrgjær

225 g / 8 oz / 2 kopper universalmel

2,5 ml / ½ teskje salt

Nyhetskanal:

225 g / 8 oz / 2 kopper universalmel

450 ml / ¾ pt / 2 kopper varmt vann

Bland hovedingrediensene i en bolle, dekk med muslin (osteklede) og la heve på et lunt sted i 24 timer. Tilsett 50g/2oz/½ kopp universalmel og 120ml/½ kopp lunkent vann, dekk til og la stå i ytterligere 24 timer. Gjenta tre ganger, da skal blandingen lukte surt, og sett deretter i kjøleskapet. Bytt ut brukte startere med like deler varmt vann og mel.

brus brød

Gjør en 20 cm / 8 tommers stang

450 g / 1 lb / 4 kopper universalmel

10 ml / 2 ts natron (natron)

10 ml / 2 ts krem av tartar

5 ml / 1 ts salt

25 g / 1 oz / 2 ss smult (vegetabilsk fett)

5 ml / 1 ts melis (superfin)

15 ml / 1 ss sitronsaft

300 ml / ½ pt / 1¼ kopper melk

Bland mel, natron, kremen av tartar og salt. Gni inn fettet til blandingen minner om brødsmuler. Tilsett sukkeret. Bland sitronsaften med melken, og bland deretter med de tørre ingrediensene til en jevn masse. Elt den litt, form deretter deigen til en 20 cm sirkel og flat den litt ut. Legg på et melet bakepapir og skjær i fire med kanten av en kniv. Stek i ovn forvarmet til 200°C i 30 minutter til toppen er sprø. La avkjøle før servering.

surdeigsbrød

Gir to 350g brød

250 ml / 8 fl oz / 1 kopp varmt vann

15 ml / 1 ss melis (superfin)

30 ml / 2 ss smeltet smør eller margarin

15 ml / 1 spiseskje salt

250 ml / 8 fl oz / 1 kopp surdeig

2,5 ml / ½ ts natron (natron)

450 g / 1 lb / 4 kopper universalmel

Bland vann, sukker, smør eller margarin og salt. Bland surdeigstarteren med natron, bland den deretter med melet til en hard deig. Elt deigen til den er jevn og satinaktig, tilsett eventuelt litt mer mel. Legg i en oljet bolle, dekk til med oljet folie (plastfilm) og la den heve på et lunt sted i ca 1 time til den dobles i størrelse.

Elt litt igjen og form to brød. Legg på et smurt (kake-)brett, dekk med smurt plastfilm og stek i ca. La den hvile i 40 minutter til den dobles i størrelse.

i en ovn forvarmet til 190°C, gassmerke 5 i ca. Stek i 40 minutter til den er gyldenbrun, og når du banker på bunnen høres den hul ut.

surdeigsboller

12 siden

50 g / 2 oz / ¼ kopp smør eller margarin

175 g / 6 oz / 1½ kopper universalmel

5 ml / 1 ts salt

2,5 ml / ½ ts natron (natron)

250 ml / 8 fl oz / 1 kopp surdeig

Litt smeltet smør eller margarin til glasering

Gni inn smøret eller margarinen i melet og saltet til blandingen minner om brødsmuler. Bland natron med starteren, og bland den deretter med melet for å lage en stiv deig. Elt til det er glatt og ikke lenger klebrig. Form små rundstykker og legg dem godt fra hverandre på et smurt (kake)brett. Smør toppen med smør eller margarin, dekk til med oljet folie (plastfolie) og stek i ca. La den hvile i 1 time til den dobles i størrelse. Stek i en forvarmet ovn til 220°C til de er gyldenbrune i 15 minutter.

Wienerbrød

Gir en 675g / 1½lb bar

15 g / ½ oz fersk gjær eller 20 ml / 4 ts tørr gjær

5 ml / 1 ts melis (superfin)

300 ml / ½ pt / 1¼ kopper varm melk

40 g / 1½ oz / 3 ss smør eller margarin

450 g / 1 lb / 4 kopper sterkt vanlig (brød) mel

5 ml / 1 ts salt

1 egg, godt pisket

Rør gjæren med sukkeret og litt varm melk og la den skumme på et lunt sted. Smelt smøret eller margarinen, og tilsett deretter den resterende melken. Bland gjærblandingen, smørblandingen, mel, salt og egg til en jevn deig. Elt til det er glatt og ikke lenger klebrig. Legg i en oljet bolle, dekk til med oljet folie (plastfilm) og la den heve på et lunt sted i ca 1 time til den dobles i størrelse.

Elt deigen igjen, form den til et brød og legg den på et smurt (kake)brett. Dekk til med oljet plastfolie og la stå på et lunt sted i 20 minutter.

Stek i en ovn forvarmet til 230°C i 25 minutter til den er gyldenbrun og lager en hul lyd når du banker på bunnen.

Helkornbrød

Gir to 450g brød

15 g / ½ oz fersk gjær eller 20 ml / 4 ts tørr gjær

5 ml / 1 ts sukker

300 ml / ½ pt / 1¼ kopper varmt vann

550 g / 1¼ lb / 5 kopper fullkornshvetemel (hel hvete)

5 ml / 1 ts salt

45 ml / 3 ss kjernemelk

For å drysse med sesamfrø eller spisskummen (valgfritt)

Bland gjæren med sukkeret og litt varmt vann og la den heve i 20 minutter på et lunt sted til det blir skummende. Ha mel og salt i en bolle, lag en brønn i midten. Tilsett gjær, gjenværende vann og kjernemelk. Arbeid til du har en stiv deig som renner rent ned langs sidene av bollen, tilsett litt mer mel eller vann om nødvendig. Elt på lett melet overflate eller i kjøkkenmaskin til den er elastisk og ikke lenger klissete. Form deigen til to smurte 450 g/1 lb brødformer (former), dekk med smurt folie (plastfolie) og la hvile i ca. 45 minutter, til deigen hever over toppen av formene.

Dryss over sesamfrø eller spisskummen frø, hvis du bruker. Stek i en ovn forvarmet til 230°C i 15 minutter, reduser deretter ovnstemperaturen til 190°C/gassmerke 5 og stek i ytterligere 25 minutter til den er stiv. hul -lyd når basen treffes.

Fullkornsbrød med honning

Gir en 900g / 2lb bar

15 g / ½ oz fersk gjær eller 20 ml / 4 ts tørr gjær

450 ml / ¾ pt / 2 kopper varmt vann

45 ml / 3 ss honning

50 g / 2 oz / ¼ kopp smør eller margarin

750 g / 1½ lb / 6 kopper fullkornshvetemel (hel hvete)

2,5 ml / ½ teskje salt

15 ml / 1 ss sesamfrø

Bland gjæren med litt vann og litt honning og la den heve på et lunt sted i 20 minutter til den blir skummende. Gni inn smøret eller margarinen med melet og saltet, bland deretter gjærblandingen og resten av vannet og honningen til en jevn deig er oppnådd. Elt til det er elastisk og ikke lenger klebrig. Legg i en oljet bolle, dekk til med oljet folie (plastfilm) og la den heve på et lunt sted i ca 1 time til den dobles i størrelse.

Elt den igjen og form den til en oljet, 900 g brødform (form). Dekk til med oljet folie og la den hvile i 20 minutter, til deigen hever seg over formen.

Stek i en forvarmet ovn ved 220°C/425°F/gassmerke 7 i 15 minutter. Reduser ovnstemperaturen til 190°C/375°F/gassmerke 5 og stek i ytterligere 20 minutter til brødet er gyllenbrunt og hult når du banker på bunnen.

Raske integrerte spoler

12 siden

20 ml / 4 ts tørrgjær

375 ml / 13 fl oz / 1½ kopper varmt vann

50 g / 2 oz / ¼ kopp mykt brunt sukker

100 g / 4 oz / 1 kopp fullkornshvetemel (hel hvete)

100 g / 4 oz / 1 kopp universalmel

5 ml / 1 ts salt

Bland gjæren med vann og litt sukker og la den skumme på et lunt sted. Tilsett mel og salt med det resterende sukkeret og bland til en jevn deig. Hell blandingen i muffinsformene (pannene) og la den stå i 20 minutter, til deigen hever til toppen av formen.

Stek i ovn forvarmet til 180°C i 30 minutter til de er gjennomhevet og gyllenbrune.

Fullkornsbrød med valnøtter

Gir en 900g / 2lb bar

15 g / ½ oz fersk gjær eller 20 ml / 4 ts tørr gjær

5 ml / 1 ts mykt brunt sukker

450 ml / ¾ pt / 2 kopper varmt vann

450 g / 1 lb / 4 kopper fullkornsmel (fullkorn)

175 g / 6 oz / 1½ kopper universal (brød) mel

5 ml / 1 ts salt

15 ml / 1 spiseskje valnøttolje

100 g / 4 oz / 1 kopp valnøtter, grovhakket

Bland gjæren med sukkeret og litt varmt vann og la den heve i 20 minutter på et lunt sted til det blir skummende. Bland mel og salt i en bolle, tilsett gjærblandingen, oljen og det resterende varme vannet og bland til du får en stiv deig. Elt til det er glatt og ikke lenger klebrig. Legg i en oljet bolle, dekk til med oljet folie (plastfilm) og la den heve på et lunt sted i ca 1 time til den dobles i størrelse.

Elt lett igjen og arbeid inn valnøttene, form deretter til en smurt brødform på 900g, dekk med smurt folie og la stå på et lunt sted i 30 minutter, til deigen hever seg over kanten av formen.

Stek i en ovn forvarmet til 220°C i 30 minutter til den er gyldenbrun, og bunnen blir hul når du banker på.

mandelflett

Gir 450g / 1lb bar

15 g / ½ oz fersk gjær eller 20 ml / 4 ts tørr gjær

40 g / 1½ oz / 3 ss rørsukker (superfint)

100 ml / 3½ fl oz / 6½ ss varm melk

350 g / 12 oz / 3 kopper sterkt vanlig (brød) mel

2,5 ml / ½ teskje salt

50 g / 2 oz / ¼ kopp smør eller margarin, smeltet

1 egg

For fylling og frosting:

50 g / 2 oz mandelmasse

45 ml / 3 ss aprikossyltetøy (reserve)

50 g / 2 oz / 1/3 kopp rosiner

50 g / 2 oz / ½ kopp hakkede mandler

1 eggeplomme

Rør gjæren med 5 ml / 1 ts sukker og litt melk og la den heve på et lunt sted i 20 minutter til det blir skummende. Bland mel og salt i en bolle og lag en brønn i midten. Bland gjærblandingen, det resterende sukkeret og melken, det smeltede smøret eller margarinen og egget og bland til en jevn masse. Elt til det er elastisk og ikke lenger klebrig. Legg i en oljet bolle, dekk til med oljet folie (plastfilm) og la den heve på et lunt sted i ca 1 time til den dobles i størrelse.

Kjevle ut deigen på et lett melet underlag til et rektangel på 30 x 40 cm. Bland ingrediensene til fyllet, bortsett fra eggeplommen, og arbeid til det er glatt, del deretter en tredjedel av deigen på midten. Skjær to tredjedeler av deigen fra kantene diagonalt mot fyllet, med omtrent ¾/2-tommers mellomrom. Brett vekselvis venstre og høyre strimler over fyllet og lukk endene godt. Legg på et smurt (kake-)brett, dekk til og la heve på et lunt sted i 30 minutter til det dobles i størrelse. Pensle med eggeplomme og stek i en forvarmet ovn ved 190°C i 30 minutter til den er gyldenbrun.

briocher

12 siden

15 g / ½ oz fersk gjær eller 20 ml / 4 ts tørr gjær

30 ml / 2 ss varmt vann

2 egg, lett pisket

225 g / 8 oz / 2 kopper sterkt vanlig (brød) mel

15 ml / 1 ss melis (superfin)

2,5 ml / ½ teskje salt

50 g / 2 oz / ¼ kopp smør eller margarin, smeltet

Bland gjær, vann og egg, tilsett deretter mel, sukker, salt og smør eller margarin og bland til en jevn masse. Elt til det er elastisk og ikke lenger klebrig. Ha den i en oljet bolle, dekk til og la den heve på et lunt sted i ca 1 time, til den dobles i størrelse.

Elt igjen, del i 12 stykker, del deretter hvert stykke til en liten ball. Form kuler av de større stykkene og legg dem i 7,5 cm/3 bølgede muffins- eller briocheformer (former), press gjennom deigen med fingrene, og trykk deretter de resterende deigkulene oppå. Dekk til og la stå på et lunt sted i ca 30 minutter, til deigen hever seg over toppen av formene.

Stek i en forvarmet ovn ved 230°C/450°F/gassmerke 8 til den er gyldenbrun.

flettet brioche

Gir en 675g / 1½lb bar

25 g / 1 oz fersk gjær eller 40 ml / 2½ ss tørrgjær

5 ml / 1 ts melis (superfin)

250 ml / 8 fl oz / 1 kopp varm melk

675 g / 1½ lb / 6 kopper sterkt vanlig (brød) mel

5 ml / 1 ts salt

1 sammenvispet egg

150 ml / ¼ pt / 2/3 kopp varmt vann

1 eggeplomme

Rør ut gjæren med litt varm melk og sukkeret og la heve i 20 minutter på et lunt sted til det blir skummende. Bland mel og salt sammen og lag en brønn i midten. Tilsett egget, gjærblandingen, den resterende varme melken og nok varmt vann til å blandes til en jevn deig. Elt til det er glatt og ikke lenger klebrig. Legg i en oljet bolle, dekk til med oljet folie (plastfilm) og la den heve på et lunt sted i ca 1 time til den dobles i størrelse.

Elt deigen litt, og del den deretter i fire. Rull tre stykker til tynne strimler ca 15 tommer lange. Fukt den ene enden av hver stripe og press dem sammen, flette deretter stripene, våt og fest endene. Legg på et smurt (kake-)brett. Del det resterende deigstykket i tre, strekk det i 38/15 cm strimler, og flette det på samme måte for å få en finere flette. Pisk eggeplommen med 15 ml / 1 ss vann og pensle over den store fletten. Trykk forsiktig den mindre fletten på den og belegg den med eggeglasur. Dekk til og la stå på et lunt sted i 40 minutter.

Stek i en ovn forvarmet til 200°C i 45 minutter til den er gyldenbrun, og du vil høre en hul lyd når du banker på bunnen.

eple brioche

12 siden

Til messen:

15 g / ½ oz fersk gjær eller 10 ml / 2 ts tørr gjær

75 ml / 5 ss varm melk

100 g / 4 oz / 1 kopp fullkornshvetemel (hel hvete)

350 g / 12 oz / 3 kopper sterkt vanlig (brød) mel

30 ml / 2 ss lys honning

4 egg

en klype salt

200 g / 7 oz / snaut 1 kopp smør eller margarin, smeltet

For fyllet:

75 g / 3 oz eplemos (saus)

25 g / 1 oz / ¼ kopp hele hvete brødsmuler

25 g / 3 oz / ½ kopp sultanas (gyldne rosiner)

2,5 ml / ½ teskje malt kanel

1 sammenvispet egg

Til deigen blander du gjæren med varm melk og grovt mel og hever på et lunt sted i 20 minutter. Tilsett vanlig mel, honning, egg og salt og elt godt. Tilsett det smeltede smøret eller margarinen og fortsett å elte til deigen er elastisk og glatt. Legg i en oljet bolle, dekk til med oljet folie (plastfilm) og la den heve på et lunt sted i ca 1 time til den dobles i størrelse.

Bland ingrediensene til fyllet unntatt egget. Form deigen i 12 deler, og ta deretter ut en tredjedel av hvert stykke. Vi former større biter slik at de passer inn i de smørsmurte bølgemuffins- eller briochebrettene (formene). Lag et stort hull nesten til bunnen med fingeren eller håndtaket på en gaffel og fyll med fyll. Form hver av de mindre deigbitene til en ball, fukt toppen av deigen og trykk den inn i fyllet for å omslutte den i briochen. Dekk til og la den heve på et lunt sted i 40 minutter, til den nesten har doblet seg.

Pensle med sammenpisket egg og stek i en forvarmet ovn ved 220°C/425°F/gassmerke 7 til de er gyldenbrune i 15 minutter.

Tofu og valnøtt brioche

12 siden

Til messen:

15 g / ½ oz fersk gjær eller 20 ml / 4 ts tørr gjær

75 ml / 5 ss varm melk

100 g / 4 oz / 1 kopp fullkornshvetemel (hel hvete)

350 g / 12 oz / 3 kopper sterkt vanlig (brød) mel

30 ml / 2 ts lett honning

4 egg

en klype salt

200 g / 7 oz / snaut 1 kopp smør eller margarin, smeltet

For fyllet:

50 g / 2 oz / ¼ kopp tofu, i terninger

25 g / 1 oz / ¼ kopp cashewnøtter, ristet og hakket

25 g / 1 oz hakkede blandede grønnsaker

½ løk, hakket

1 fedd finhakket hvitløk

2,5 ml / ½ teskje tørket urteblanding

2,5 ml / ½ ts fransk sennep

1 sammenvispet egg

Til deigen blander du gjæren med varm melk og grovt mel og hever på et lunt sted i 20 minutter. Tilsett vanlig mel, honning, egg og salt og elt godt. Tilsett det smeltede smøret eller margarinen og fortsett å elte til deigen er elastisk og glatt. Legg i en oljet bolle, dekk til med oljet folie (plastfilm) og la den heve på et lunt sted i ca 1 time til den dobles i størrelse.

Bland ingrediensene til fyllet unntatt egget. Form deigen i 12 deler, og ta deretter ut en tredjedel av hvert stykke. Vi former større biter slik at de passer inn i de smørsmurte bølgemuffins- eller briochebrettene (formene). Lag et stort hull nesten til bunnen med fingeren eller håndtaket på en gaffel og fyll med fyll. Form hver av de mindre deigbitene til en ball, fukt toppen av deigen og trykk den inn i fyllet for å omslutte den i briochen. Dekk til og la den heve på et lunt sted i 40 minutter, til den nesten har doblet seg.

Pensle med sammenpisket egg og stek i en forvarmet ovn ved 220°C/425°F/gassmerke 7 til de er gyldenbrune i 15 minutter.

chelsea bun

Serverer 9

225 g / 8 oz / 2 kopper sterkt vanlig (brød) mel

5 ml / 1 ts melis (superfin)

15 g / ½ oz fersk gjær eller 20 ml / 4 ts tørr gjær

120 ml / ½ kopp varm melk

en klype salt

15 g / ½ oz / 1 ss smør eller margarin

1 sammenvispet egg

For fyllet:
75 g / 3 oz / ½ kopp blandede nøtter (fruktkakeblanding)

25 g / 1 oz / 3 ss blandet skall (kandisert) hakket

50 g / 2 oz / ¼ kopp mykt brunt sukker

Litt lett honning til påsmøring

Bland 50g hvetemel, melis, gjær og litt melk og la stå på et lunt sted i 20 minutter til det er skum. Bland resten av melet og saltet, og smuldre deretter inn smøret eller margarinen. Bland inn egget, gjærblandingen og den resterende varme melken og elt til en deig. Elt til det er elastisk og ikke lenger klebrig. Legg i en oljet bolle, dekk til med oljet folie (plastfilm) og la den heve på et lunt sted i ca 1 time til den dobles i størrelse.

Elt igjen og kjevle ut til et 33 x 23 cm 13 x 9 rektangel, bland ingrediensene til fyllet bortsett fra honningen og fordel det på deigen. Rull sammen den ene langsiden og forsegl kanten med litt vann. Skjær rullen i ni like store biter og legg dem i en lett smurt form (form). Dekk til og la den heve på et lunt sted i 30 minutter til den dobles i størrelse.

Stek i en ovn forvarmet til 190°C til de er gyldenbrune i 25 minutter. Ta ut av ovnen, pensle med honning og avkjøl.

kaffeboller

Serverer 16

225 g / 8 oz / 1 kopp smør eller margarin

450 g / 1 lb / 4 kopper fullkornsmel (fullkorn)

20 ml / 4 ts bakepulver

5 ml / 1 ts salt

225 g / 8 oz / 1 kopp mykt brunt sukker

2 egg, lett pisket

100 g / 4 oz / 2/3 kopp rips

5 ml / 1 ts pulverkaffepulver

15 ml / 1 ss varmt vann

75 ml / 5 ss lys honning

Gni inn smøret eller margarinen med mel, bakepulver og salt til blandingen minner om brødsmuler. Tilsett sukkeret. Pisk eggene til en myk, men ikke klissete deig, og bland deretter med ripsene. Løs opp kaffepulveret i det varme vannet og tilsett det i deigen. Form 16 flate kuler og legg dem godt fra hverandre på et smurt (steke)brett. Trykk fingeren inn i midten av hvert brød og tilsett en teskje honning. Stek i en forvarmet ovn til 220°C til den er gyllenbrun på 10 minutter.

Brød Crème Fraiche

Gir to 450g brød

25 g / 1 oz fersk gjær eller 40 ml / 2½ ss tørrgjær

75 g / 3 oz / 1/3 kopp mykt brunt sukker

60 ml / 4 ss varmt vann

60 ml / 4 ss fersk krem, ved romtemperatur

350 g / 12 oz / 3 kopper universalmel

5 ml / 1 ts salt

En klype revet muskatnøtt

3 egg

50 g / 2 oz / ¼ kopp smør eller margarin

Lite melk og sukker til smøring

Bland gjæren med 5 ml / 1 ts sukker og det varme vannet og la den heve i 20 minutter på et lunt sted til det blir skummende. Tilsett den ferske fløten i gjæren. Ha mel, salt og muskat i en bolle, lag en fordypning i midten. Bland gjærblandingen, egg og smør og arbeid til du har en jevn deig. Elt til det er glatt og elastisk. Legg i en oljet bolle, dekk til med oljet folie (plastfilm) og la den heve på et lunt sted i ca 1 time til den dobles i størrelse.

Elt deigen igjen og form den til to 450g / 1lb-former. Dekk til og la heve på et lunt sted i 35 minutter, til dobbel størrelse.

Pensle toppen av brødene med litt melk, og strø deretter over sukker. Stek i en forvarmet ovn ved 180°C/350°F/gassmerke 4 i 30 minutter. La avkjøle i pannen i 10 minutter, og overfør deretter til en rist for å avslutte avkjølingen.

Croissant

12 siden

25 g / 1 oz / 2 ss smult (vegetabilsk fett)

450 g / 1 lb / 4 kopper sterkt vanlig (brød) mel

2,5 ml / ½ ts melis (superfint)

10 ml / 2 ts salt

25 g / 1 oz fersk gjær eller 40 ml / 2½ ss tørrgjær

250 ml / 8 fl oz / 1 kopp varmt vann

2 egg, lett pisket

100 g / 4 oz / ½ kopp smør eller margarin, i terninger

Gni fettet med mel, sukker og salt til blandingen minner om brødsmuler, og lag en fordypning i midten. Bland gjæren med vannet og tilsett den i melet med ett av eggene. Arbeid blandingen til du får en jevn deig som løsner rent fra kanten av bollen. Legg på en lett melet overflate og elt til den er jevn og ikke lenger klebrig. Kjevle ut deigen til en strimmel på 20 x 50 cm / 8 x 20 tommer. Dryss de øverste to tredjedelene av deigen med en tredjedel av smøret eller margarinen, og la det være litt plass rundt kanten. Brett den smørfrie delen av deigen over den neste tredjedelen, brett deretter over den øverste tredjedelen. Klem kantene sammen for å forsegle og snu deigen en kvart omdreining slik at den brettede kanten er på venstre side. Gjenta prosessen med neste tredjedel av smøret eller margarinen, brett og gjenta en gang til til alt fettet er brukt. Legg den brettede deigen i en smurt polyetylenpose og avkjøl i 30 minutter.

Rull, brett og snu deigen tre ganger til uten å tilsette mer fett. Tilbake i posen og avkjøl i 30 minutter.

Kjevle ut deigen til et rektangel på 40 x 38 cm / 16 x 15 cm, trim kantene og skjær i trekanter på 12 x 15 cm. Pensle trekantene med litt sammenpisket egg og rull dem opp fra bunnen, brett dem deretter til en halvmåneform og legg dem godt fra hverandre på et smurt (kake)brett. Pensle toppen med egg, dekk til og la heve på et lunt sted i 30 minutter.

Pensle toppen igjen med egg, og stek deretter i en forvarmet ovn ved 230°C i 15-20 minutter til den er gyldenbrun og luftig.

Sultana fullkornscroissant

12 siden

25 g / 1 oz / 2 ss smult (vegetabilsk fett)

225 g / 8 oz / 2 kopper sterkt vanlig (brød) mel

225 g / 8 oz / 2 kopper fullkornshvetemel (hel hvete)

10 ml / 2 ts salt

25 g / 1 oz fersk gjær eller 40 ml / 2½ ss tørrgjær

300 ml / ½ pt / 1¼ kopper varmt vann

2 egg, lett pisket

100 g / 4 oz / ½ kopp smør eller margarin, i terninger

45 ml / 3 ss sultanas (gyldne rosiner)

2,5 ml / ½ ts melis (superfint)

Gni fettet med mel og salt til blandingen minner om brødsmuler, og lag en brønn i midten. Bland gjæren med vannet og tilsett den i melet med ett av eggene. Arbeid blandingen til du får en jevn deig som løsner rent fra kanten av bollen. Legg på en lett melet overflate og elt til den er jevn og ikke lenger klebrig. Kjevle ut deigen til en strimmel på 20 x 50 cm / 8 x 20 tommer. Dryss de øverste to tredjedelene av deigen med en tredjedel av smøret eller margarinen, og la det være litt plass rundt kanten. Brett den smørfrie delen av deigen over den neste tredjedelen, brett deretter over den øverste tredjedelen. Klem kantene sammen for å forsegle og snu deigen en kvart omdreining slik at den brettede kanten er på venstre side. Gjenta prosessen med den neste tredjedelen av smøret eller margarinen, brett og gjenta en gang til for å være sikker på at alt fettet er brukt. Legg den brettede deigen i en smurt polyetylenpose og avkjøl i 30 minutter.

Rull, brett og snu deigen tre ganger til uten å tilsette mer fett. Tilbake i posen og avkjøl i 30 minutter.

Kjevle ut deigen til et rektangel på 40 x 38 cm / 16 x 15, trim kantene og skjær i tolv 15 cm trekanter. brett dem deretter til halvmåneformer og legg dem godt fra hverandre på et smurt (kake-)brett. Pensle toppen med egg, dekk til og la den heve på et lunt sted i 30 minutter.

Pensle toppen igjen med egg, og stek deretter i en forvarmet ovn ved 230°C i 15-20 minutter til den er gyldenbrun og luftig.

skogsirkler

Gir tre 350g brød

450 g / 1 lb / 4 kopper fullkornsmel (fullkorn)

20 ml / 4 ts bakepulver

45 ml / 3 ss johannesbrødpulver

5 ml / 1 ts salt

50 g / 2 oz / ½ kopp malte hasselnøtter

50 g / 2 oz / ½ kopp hakkede blandede nøtter

75 g / 3 oz / 1/3 kopp vegetabilsk fett (forkorting)

75 g / 3 oz / ¼ kopp lett honning

300 ml / ½ pt / 1¼ kopper melk

2,5 ml / ½ ts vaniljeessens (ekstrakt)

1 sammenvispet egg

Bland de tørre ingrediensene, og smuldre deretter i vegetabilsk fett. Løs opp honningen i melken og vaniljeessensen, og bland deretter med de tørre ingrediensene til en jevn masse. Form til tre sirkler og trykk for å flate litt ut. Del hver pinne i seks stykker og pensle med sammenvispet egg. Legg på et smurt brett og stek i en forvarmet ovn ved 230°C/450°F/gassmerke 8 i 20 minutter, til de er gjennomhevet og gyllenbrune.

mutter skrue

Gir 450g / 1lb bar

Til messen:

15 g / ½ oz fersk gjær eller 20 ml / 4 ts tørr gjær

40 g / 1½ oz / 3 ss rørsukker (superfint)

100 ml / 3½ fl oz / 6½ ss varm melk

350 g / 12 oz / 3 kopper sterkt vanlig (brød) mel

2,5 ml / ½ teskje salt

50 g / 2 oz / ¼ kopp smør eller margarin, smeltet

1 egg

For fylling og frosting:

100 g / 4 oz / 1 kopp malte mandler

2 eggehviter

50 g / 2 oz / ¼ kopp melis (superfint)

2,5 ml / ½ teskje malt kanel

100 g / 4 oz / 1 kopp malte hasselnøtter

1 eggeplomme

Til deigen blander du gjæren med 5 ml / 1 ts sukker og litt melk og lar den skumme i 20 minutter på et lunt sted. Bland mel og salt i en bolle og lag en brønn i midten. Bland gjærblandingen, det resterende sukkeret og melken, det smeltede smøret eller margarinen og egget og bland til en jevn masse. Elt til det er elastisk og ikke lenger klebrig. Legg i en oljet bolle, dekk til med oljet folie (plastfilm) og la den heve på et lunt sted i ca 1 time til den dobles i størrelse.

Kjevle ut deigen på et lett melet underlag til et rektangel på 30 x 40 cm. Bland ingrediensene til fyllet, bortsett fra eggeplommen, til det er en jevn masse, og fordel den på deigen, rett under kantene.

Pensle kantene med litt eggeplomme, og rull deretter deigen sammen på den lengre siden. Skjær deigen nøyaktig i to på langs, vri deretter de to delene sammen, forsegl endene. Legg på et smurt (kake-)brett, dekk til og la heve på et lunt sted i 30 minutter til det dobles i størrelse. Pensle med eggeplomme og stek i en forvarmet ovn ved 190°C i 30 minutter til den er gyldenbrun.

appelsinkake

Den serverer 24

Til messen:

25 g / 1 oz fersk gjær eller 40 ml / 2½ ss tørrgjær

120 ml / 4 fl oz / ½ kopp varmt vann

75 g / 3 oz / 1/3 kopp pulverisert sukker (superfint)

100 g / 4 oz / ½ kopp smult (vegetabilsk fett), i terninger

5 ml / 1 ts salt

250 ml / 8 fl oz / 1 kopp varm melk

60 ml / 4 ss appelsinjuice

30 ml / 2 ss revet appelsinskall

2 piskede egg

675 g / 1½ lb / 6 kopper sterkt vanlig (brød) mel

For frostingen (frosting):

250 g / 9 oz / 1½ kopper melis (konditorer)

5 ml / 1 ts revet appelsinskall

30 ml / 2 ss appelsinjuice

Til deigen, rør ut gjæren i varmt vann med 5 ml / 1 ts sukker og la den bli skummende. Bland smultet med det resterende sukkeret og saltet. Tilsett melk, appelsinjuice, skall og egg, og rør deretter inn i gjærblandingen. Tilsett melet gradvis og bland til du får en stiv deig. Elt godt. Legg i en oljet bolle, dekk til med smurt folie (plastfilm) og la heve på et lunt sted i ca 1 time, til det dobles i størrelse.

Kjevle ut til ca ¾/2 cm tykk og skjær i skiver med en utstikker. Legg dem på en smurt stekeplate (for småkaker) litt fra hverandre og la dem hvile på et lunt sted i 25 minutter. La det avkjøles.

For å lage glasuren, ha sukkeret i en bolle og bland det med appelsinskallet. Rør gradvis inn appelsinjuicen til du har en fast glasur. Når den er avkjølt legger du den på bollene og lar den hvile.

Smertesjokoladen

12 siden

25 g / 1 oz / 2 ss smult (vegetabilsk fett)

450 g / 1 lb / 4 kopper sterkt vanlig (brød) mel

2,5 ml / ½ ts melis (superfint)

10 ml / 2 ts salt

25 g / 1 oz fersk gjær eller 40 ml / 2½ ss tørrgjær

250 ml / 8 fl oz / 1 kopp varmt vann

2 egg, lett pisket

100 g / 4 oz / ½ kopp smør eller margarin, i terninger

100 g / 4 oz / 1 kopp vanlig (halvsøt) sjokolade, brutt i 12 biter

Gni fettet med mel, sukker og salt til blandingen minner om brødsmuler, og lag en fordypning i midten. Bland gjæren med vannet og tilsett den i melet med ett av eggene. Arbeid blandingen til du får en jevn deig som løsner rent fra kanten av bollen. Legg på en lett melet overflate og elt til den er jevn og ikke lenger klebrig. Kjevle ut deigen til en strimmel på 20 x 50 cm / 8 x 20 tommer. Dryss de øverste to tredjedelene av deigen med en tredjedel av smøret eller margarinen, og la det være litt plass rundt kanten. Brett den smurte delen av deigen over den neste tredjedelen, brett så den øverste tredjedelen over den, trykk ned kantene og snu deigen en kvart omdreining slik at den brettede kanten er til venstre. Gjenta prosessen med den neste tredjedelen av smøret eller margarinen, brett og gjenta en gang til for å være sikker på at alt fettet er brukt. Legg den brettede deigen i en smurt polyetylenpose og avkjøl i 30 minutter.

Rull, brett og snu deigen tre ganger til uten å tilsette mer fett. Tilbake i posen og avkjøl i 30 minutter.

Del deigen i 12 deler og ca. Kjevle ut til rektangler 5 cm brede og 5 mm tykke. Legg en sjokoladebit i midten av hver og rull den sammen, omslutt sjokoladen. Legg dem godt fra hverandre på et smurt (kake)brett. Pensle toppen med egg, dekk til og la den heve på et lunt sted i 30 minutter.

Pensle toppen igjen med egg, og stek deretter i en forvarmet ovn ved 230°C i 15-20 minutter til den er gyldenbrun og luftig.

Pandolce

Gir to 675g brød

175 g / 6 oz / 1 kopp rosiner

45 ml / 3 ss Marsala eller søt sherry

25 g / 1 oz fersk gjær eller 40 ml / 2½ ss tørrgjær

175 g / 6 oz / ¾ kopp melis (superfint)

400 ml / 14 fl oz / 1¾ kopper varm melk

900 g / 2 lbs / 8 kopper universalmel

en klype salt

45 ml / 3 ss appelsinblomstvann

75 g / 3 oz / 1/3 kopp smør eller margarin, smeltet

50 g / 2 oz / ½ kopp pinjekjerner

50 g / 2 oz / ½ kopp pistasjnøtter

10 ml / 2 ts knuste fennikelfrø

50 g / 2 oz / 1/3 kopp krystallisert (kandisert) sitronskall, finhakket

Revet skall av 1 appelsin

Bland rosinene og Marsala sammen og la dem trekke. Bland gjæren med 5 ml / 1 ts sukker og litt varm melk og la den heve på et lunt sted i 20 minutter til den blir skummende. Bland mel, salt og resterende sukker i en bolle og lag en brønn i midten. Rør inn gjærblandingen, den resterende varme melken og appelsinblomstvannet. Tilsett smeltet smør eller margarin og bland til en jevn masse. Elt på en lett melet overflate til den er elastisk og ikke lenger klissete. Legg i en oljet bolle, dekk til med oljet folie (plastfilm) og la den heve på et lunt sted i ca 1 time til den dobles i størrelse.

Trykk eller kjevle ut deigen på en lett melet overflate til ca 1 cm tykk. Dryss over rosiner, valnøtter, fennikelfrø, sitron og appelsinskall. Rull sammen deigen, trykk eller smør og rull igjen. Form til en sirkel og legg på et smurt (kake)brett. Dekk til med oljet plastfolie og la stå på et lunt sted til dobbel størrelse, ca 1 time.

Lag et trekantet kutt på toppen av brødet, og stek deretter i en ovn forvarmet til 190°C i 20 minutter. Reduser ovnstemperaturen til 160 °C/325 °F/gassmerke 3 og stek i ytterligere 1 time, til den er gyldenbrun og gir en hul lyd når du banker på bunnen.

Panettone

Lager en 23 cm kake

40 g / 1½ oz fersk gjær eller 60 ml / 4 ss tørrgjær

150 g / 5 oz / 2/3 kopp pulverisert sukker (superfint)

300 ml / ½ pt / 1¼ kopper varm melk

225 g / 8 oz / 1 kopp smør eller margarin, smeltet

5 ml / 1 ts salt

Revet skall av 1 sitron

En klype revet muskatnøtt

6 eggeplommer

675 g / 1½ lb / 6 kopper sterkt vanlig (brød) mel

175 g / 6 oz / 1 kopp rosiner

175 g / 6 oz / 1 kopp hakket blandet skall (kandisert)

75 g / 3 oz / ¼ kopp hakkede mandler

Bland gjæren med 5 ml / 1 ts sukker, litt varm melk og la den heve på et lunt sted i 20 minutter til den blir skummende. Bland det smeltede smøret med det resterende sukkeret, salt, sitronskall, muskat og eggeplomme. Tilsett blandingen til melet med gjærblandingen og bland til en jevn masse. Elt til det ikke sitter fast lenger. Legg i en oljet bolle, dekk til med oljet folie (plastfolie) og la hvile på et lunt sted i 20 minutter. Bland inn rosiner, blandet skall og mandler og arbeid inn i deigen. Dekk til igjen og la den hvile på et lunt sted i ytterligere 30 minutter.

Elt deigen litt, form den deretter til en smurt og kledd 23 cm dyp form (form). Dekk til og la stå på et lunt sted i 30 minutter, til deigen hever godt over toppen av formen. Stek i en forvarmet ovn ved 190°C/375°F/gassnivå 5 i en og en halv time, til et spyd som er satt inn i midten kommer rent ut.

Eple og daddelbrød

Gir en 900g / 2lb bar

350 g / 12 oz / 3 kopper selvhevende mel

50 g / 2 oz / ¼ kopp mykt brunt sukker

5 ml / 1 ts krydderblanding (eplepai)

5 ml / 1 teskje malt kanel

2,5 ml / ½ ts revet muskatnøtt

en klype salt

1 stort kokeeple (pai), skrelt, kjerneskåret og hakket

175 g / 6 oz / 1 kopp dadler med hull (uthulet), hakket

Revet skall av ½ sitron

2 egg, lett pisket

150 ml / ¼ pt / 2/3 kopp vanlig yoghurt

Bland de tørre ingrediensene, tilsett deretter epler, dadler og sitronskall. Lag en brønn i midten, tilsett egget og yoghurten og bland gradvis til en deig. Dekk den på et lett melet underlag og form den til en smurt og melet brødform på 900 g. Stek i en forvarmet ovn ved 160°C/325°F/gassmerke 3 i 1½ time til den er gjennomhevet og gyllenbrun. La avkjøle i pannen i 5 minutter, og overfør deretter til en rist for å avslutte avkjølingen.

Eple- og sultanabrød

Gir tre 350g brød

25 g / 1 oz fersk gjær eller 40 ml / 2½ ss tørrgjær

10 ml / 2 ts maltekstrakt

375 ml / 13 fl oz / 1½ kopper varmt vann

450 g / 1 lb / 4 kopper fullkornsmel (fullkorn)

5 ml / 1 ts soyamel

50 g / 2 oz / ½ kopp havregryn

2,5 ml / ½ teskje salt

25 g / 1 oz / 2 ss mykt brunt sukker

15 ml / 1 ss smult (smør)

225 g / 8 oz matlagingsepler (terte), skrellet, kjernekledd og hakket

400 g / 14 oz / 21/3 kopper sultanas (gyldne rosiner)

2,5 ml / ½ teskje malt kanel

1 sammenvispet egg

Bland gjæren med maltekstrakten og litt varmt vann og la den skumme på et lunt sted. Bland mel, havre, salt og sukker, fordel smøret og lag et hull i midten. Bland gjærblandingen og det resterende varme vannet og elt til det er jevnt. Rør inn epler, sultanas og kanel. Elt til det er elastisk og ikke lenger klebrig. Legg deigen i en smurt bolle og dekk med oljet folie (plastfolie). La den heve på et lunt sted i 1 time til den dobles i størrelse.

Elt deigen litt, form deretter tre sirkler og jevn dem litt, og legg dem deretter på et smurt (kake)brett. Pensle toppen med sammenpisket egg og stek i en forvarmet ovn ved 230°C/450°F/gassmerke 8 i 35 minutter, til den er godt hevet og en hul lyd når du banker på bunnen.

Eple og kanel overraskelser

10 siden

Til messen:

25 g / 1 oz fersk gjær eller 40 ml / 2½ ss tørrgjær

75 g / 3 oz / 1/3 kopp mykt brunt sukker

300 ml / ½ pt / 1¼ kopper varmt vann

450 g / 1 lb / 4 kopper fullkornsmel (fullkorn)

2,5 ml / ½ teskje salt

25 g / 1 oz / ¼ kopp tørr melk (skummetmelkpulver)

5 ml / 1 ts blandet malt krydder (eplepai)

5 ml / 1 teskje malt kanel

75 g / 3 oz / 1/3 kopp smør eller margarin

15 ml / 1 ss revet appelsinskall

1 egg

For fyllet:

450 g / 1 lb kokeepler (sur), skrellet, kjernehus og grovhakket

75 g / 3 oz / ½ kopp sultanas (gyldne rosiner)

5 ml / 1 teskje malt kanel

For glasuren:

15 ml / 1 ss lys honning

30 ml / 2 ss melis (superfin)

Til deigen blander du gjæren med litt sukker og litt varmt vann og lar den heve på et lunt sted i 20 minutter til den blir skummende. Bland mel, salt, melkepulver og krydder. Gni inn smøret eller margarinen, tilsett deretter appelsinskallet og lag en brønn i midten. Tilsett gjærblandingen, det resterende varme vannet og egget og bland til en jevn masse. Legg i en oljet bolle, dekk til med oljet folie (plastfilm) og la den heve på et lunt sted i 1 time til den dobles i størrelse.

Til fyllet koker du epler og rosiner i en panne med kanel og litt vann til de er myke og knuste.

Form 10 sylindre av deigen, trykk fingeren inn i midten og hell i fyllet, lukk deretter deigen rundt fyllet. Legg på et oljet (kake)brett, dekk med oljet folie og la hvile på et lunt sted i 40 minutter. Stek i en forvarmet ovn til 230°C i 15 minutter til de er gjennomhevet. Pensle med honning, dryss på sukker og la avkjøle.

Aprikos te brød

Gir en 900g / 2lb bar

225 g / 8 oz / 2 kopper selvhevende mel (gjær)

100 g / 4 oz / 2/3 kopp tørkede aprikoser

50 g / 2 oz / ½ kopp hakkede mandler

50 g / 2 oz / ¼ kopp mykt brunt sukker

50 g / 2 oz / ¼ kopp smør eller margarin

100 g / 4 oz / 1/3 kopp gylden sirup (lys mais)

1 egg

75 ml / 5 ss melk

Bløtlegg aprikosene i varmt vann i 1 time, tøm deretter og kutt i biter.

Bland mel, aprikoser, mandler og sukker. Smelt smøret eller margarinen og sirupen. Tilsett de tørre ingrediensene med egg og melk. Hell over i en smurt og kledd 900 g ildfast form (form) og stek i ovn forvarmet til 180°C i 1 time, til den er gyldenbrun og fast å ta på.

Aprikos og appelsinbrød

Gir en 900g / 2lb bar

175 g / 6 oz / 1 kopp hakkede tørkede aprikoser uten bløtlegging

150 ml / ¼ pt / 2/3 kopp appelsinjuice

400 g / 14 oz / 3½ kopper universalmel

175 g / 6 oz / ¾ kopp melis (superfint)

100 g / 4 oz / 2/3 kopp rosiner

7,5 ml / 1½ ts bakepulver

2,5 ml / ½ ts natron (natron)

2,5 ml / ½ teskje salt

Revet skall av 1 appelsin

1 egg, lett pisket

25 g / 1 oz / 2 ss smør eller margarin, smeltet

Bløtlegg aprikosene i appelsinjuice. Ha de tørre ingrediensene og appelsinskallet i en bolle, lag en fordypning i midten. Bland aprikoser og appelsinjuice, egg og smeltet smør eller margarin og bearbeid til det er stivt. Hell i et smurt og kledd 900 g stekebrett og stek i en forvarmet ovn ved 180°C i 1 time til den er gyldenbrun og fast å ta på.

Aprikos- og valnøttbrød

Gir en 900g / 2lb bar

15 g / ½ oz fersk gjær eller 20 ml / 4 ts tørr gjær

30 ml / 2 ss lys honning

300 ml / ½ pt / 1¼ kopper varmt vann

25 g / 1 oz / 2 ss smør eller margarin

225 g / 8 oz / 2 kopper fullkornshvetemel (hel hvete)

225 g / 8 oz / 2 kopper universalmel

5 ml / 1 ts salt

75 g / 3 oz / ¾ kopp valnøtter, hakket

175 g / 6 oz / 1 kopp spiseklare tørkede aprikoser, hakket

Bland gjæren med litt honning og litt vann og la den heve på et lunt sted i 20 minutter til den blir skummende. Gni inn smøret eller margarinen med melet og saltet, og lag en brønn i midten. Kombiner gjærblandingen med den resterende honningen og vannet og bland til en deig. Bland inn valnøtter og aprikoser og elt til det er glatt og ikke lenger klissete. Ha i en oljesmurt bolle, dekk til og la heve på et lunt sted i 1 time, til det dobles i størrelse.

Elt deigen igjen og form den til en smurt brødform på 900 g. Dekk til med oljet folie (plastfolie) og la stå på et lunt sted i ca 20 minutter, til deigen hever rett over toppen av boksen. Stek i en ovn forvarmet til 220°C i 30 minutter til den er gyldenbrun, og bunnen blir hul når du banker på.

høstkrans

Blir kjempegodt brød

Til messen:

450 g / 1 lb / 4 kopper fullkornsmel (fullkorn)

20 ml / 4 ts bakepulver

75 g / 3 oz / 1/3 kopp mykt brunt sukker

5 ml / 1 ts salt

2,5 ml / ½ ts malt mace

75 g / 3 oz / 1/3 kopp vegetabilsk fett (forkorting)

3 eggehviter

300 ml / ½ pt / 1¼ kopper melk

For fyllet:

175 g / 6 oz / 1½ kopper fullkorn (helkorn) kakesmuler

50 g / 2 oz / ½ kopp malte hasselnøtter eller mandler

50 g / 2 oz / ¼ kopp mykt brunt sukker

75 g / 3 oz / ½ kopp krystallisert (kandisert) ingefær, hakket

30 ml / 2 ss rom eller konjakk

1 egg, lett pisket

For glasur:

15 ml / 1 spiseskje honning

Bland de tørre ingrediensene til deigen og gni inn fettet. Tilsett eggehvitene og melken og bland til du får en jevn, elastisk deig.

Bland ingrediensene til fyllet, bruk kun nok egg for å få en smørbar konsistens. Kjevle ut deigen på en lett melet overflate til et rektangel på 20 x 30 cm / 8 x 10. Fordel fyllet over hele unntatt den øverste 1 tomme langs langkanten. Rull opp fra motsatt kant som en sveitserull (gelé) og våt den glatte stripen med deig for å forsegle. Fukt begge endene og form rullen til en sirkulær form, klyp endene sammen. Bruk skarp saks til å dekorere toppen med små kutt. Plasser på et smurt (kake-)brett og pensle med gjenværende eggvask. La det stå i 15 minutter.

Stek i en forvarmet ovn til 230°C til de er gyldenbrune i 25 minutter. Pensle med honning og la avkjøles.

Bananbrød

Gir en 900g / 2lb bar

75 g / 3 oz / 1/3 kopp smør eller margarin, myknet

175 g / 6 oz / 2/3 kopp pulverisert sukker (superfint)

2 egg, lett pisket

450g/1lb modne bananer, most

200 g / 7 oz / 1¾ kopper selvhevende mel (gjær)

75 g / 3 oz / ¾ kopp valnøtter, hakket

100 g / 4 oz / 2/3 kopp sultanas (gyldne rosiner)

50 g / 2 oz / ½ kopp glaserte kirsebær (kandiserte)

2,5 ml / ½ ts natron (natron)

en klype salt

Pisk smør eller margarin og sukker til det er lett og luftig. Tilsett egget litt etter litt, deretter bananen. Bland de andre ingrediensene godt. Hell i en smurt og foret brødform (form) på 900 g og stek i en forvarmet ovn ved 180 °C / 350 °C / gassmerke 4 i 1¼ time, til den er gjennomhevet og fast å ta på.

Fullkorns bananbrød

Gir en 900g / 2lb bar

100 g / 4 oz / ½ kopp smør eller margarin, myknet

50 g / 2 oz / ¼ kopp mykt brunt sukker

2 egg, lett pisket

3 bananer, most

175 g / 6 oz / 1½ kopper fullkornshvetemel (hel hvete)

100 g / 4 oz / 1 kopp havregryn

5 ml / 1 ts bakepulver

5 ml / 1 ts blandet malt krydder (eplepai)

30 ml / 2 ss melk

Pisk smør eller margarin og sukker til skum. Tilsett eggene og bananene gradvis, og tilsett deretter mel, bakepulver og krydderblandingen. Tilsett nok melk til å lage en jevn blanding. Hell i en smurt og kledd 900 g brødform (form) og jevn overflaten. Stek i en forvarmet ovn ved 190°C, gassmerke 5, til de er hevet og gyllenbrune.

Banannøttebrød

Gir en 900g / 2lb bar

50 g / 2 oz / ¼ kopp smør eller margarin

225 g / 8 oz / 2 kopper selvhevende mel (gjær)

50 g / 2 oz / ¼ kopp melis (superfint)

50 g / 2 oz / ½ kopp hakkede blandede nøtter

1 egg, lett pisket

75 g / 3 oz / 1/3 kopp gylden sirup (lys mais)

2 bananer, most

15 ml / 1 ss melk

Gni inn smøret eller margarinen med melet, og tilsett deretter sukkeret og nøttene. Bland egg, sirup, banan og nok melk til en jevn blanding. Hell i en smurt og kledd 900 g ildfast form (form) og stek i ovn forvarmet til 180°C i ca. i 1 time, til den er fast og gyllenbrun. Oppbevar i skiver og smør i 24 timer før servering.

Kirsebær- og honningbrød

Gir en 900g / 2lb bar

175 g / 6 oz / ¾ kopp smør eller margarin, myknet

75 g / 3 oz / 1/3 kopp mykt brunt sukker

60 ml / 4 ss lys honning

2 piskede egg

100 g / 4 oz / 2 kopper fullkornsmel (fullkorn)

10 ml / 2 ts bakepulver

100 g / 4 oz / ½ kopp glaserte (kandiserte) kirsebær, hakket

45 ml / 3 ss melk

Pisk smør eller margarin, sukker og honning til skum. Tilsett eggene gradvis, pisk godt etter hver tilsetning. Bland de andre ingrediensene for å få en jevn masse. Hell over i en smurt og kledd brødform (form) på 900 g og stek i en forvarmet ovn på 180°C i 1 time, til et spyd som er satt inn i midten kommer rent ut. Server i skiver og smør på.

Kanel- og muskatruller

Den serverer 24

15 ml / 1 ss tørrgjær

120 ml / 4 fl oz / ½ kopp melk, kokt

50 g / 2 oz / ¼ kopp melis (superfint)

50 g / 2 oz / ¼ kopp smult (forkorting)

5 ml / 1 ts salt

120 ml / 4 fl oz / ½ kopp varmt vann

2,5 ml / ½ ts revet muskatnøtt

1 sammenvispet egg

400 g / 14 oz / 3½ kopper sterkt vanlig (brød) mel

45 ml / 3 ss smør eller margarin, smeltet

175 g / 6 oz / ¾ kopp mykt brunt sukker

10 ml / 2 ts malt kanel

75 g / 3 oz / ½ kopp rosiner

Rør ut gjæren i varm melk med en teskje melis og la den skumme. Bland resten av melis, fett og salt. Hell i vann og rør til det er blandet. Tilsett gjærblandingen, og tilsett deretter muskat, egg og mel gradvis. Elt til du får en jevn deig. Legg i en oljet bolle, dekk til med smurt folie (plastfilm) og la heve på et lunt sted i ca 1 time, til det dobles i størrelse.

Del deigen i to og kjevle den ut på en lett melet overflate i ca. i 5 mm tykke rektangler. Pensle med smeltet smør, dryss over brunt sukker, kanel og rosiner. Rull den opp til den lengste størrelsen og skjær hver rull i 12 1 cm tykke skiver. Legg skivene litt fra hverandre på et smurt (kake-)brett og la dem heve på et lunt sted i 1 time. Stek i en ovn forvarmet til 190°C i 20 minutter, til de er godt hevet.

blåbærbrød

Gir 450g / 1lb bar

225 g / 8 oz / 2 kopper universalmel

2,5 ml / ½ teskje salt

2,5 ml / ½ ts natron (natron)

225 g / 8 oz / 1 kopp melis (superfint)

7,5 ml / 1½ ts bakepulver

Saft og skall av 1 appelsin

1 sammenvispet egg

25 g / 1 oz / 2 ss smult (vegetabilsk fett), smeltet

100 g / 4 oz friske eller frosne blåbær, knust

50 g / 2 oz / ½ kopp valnøtter, grovhakkede

Bland de tørre ingrediensene i en stor bolle. Ha appelsinjuice og - skall i et målebeger og fyll med vann til 175 ml. Tilsett de tørre ingrediensene med egg og fett. Tilsett blåbær og valnøtter. Hell i en smurt, 450 g ildfast form (form) og stek i en forvarmet ovn på 160°C, gassmerke 3 i ca. Stek i 1 time til et spyd er stukket inn i midten. La avkjøle og oppbevar i 24 timer før du skjærer i skiver.

Dadler og smørbrød

Gir en 900g / 2lb bar

Til brødet:

175 g/6 oz/1 kopp dadler uten frø, finhakket

5 ml / 1 ts natron (natron)

250 ml / 8 fl oz / 1 kopp kokende vann

75 g / 3 oz / 1/3 kopp smør eller margarin, myknet

225 g / 8 oz / 1 kopp mykt brunt sukker

1 egg, lett pisket

5 ml / 1 ts vaniljeessens (ekstrakt)

225 g / 8 oz / 2 kopper universalmel

5 ml / 1 ts bakepulver

en klype salt

For påkledning:

100 g / 4 oz / ½ kopp mykt brunt sukker

50 g / 2 oz / ¼ kopp smør eller margarin

120 ml / ½ kopp glatt (lett) krem

For å lage brødet, kombiner dadlene, natron og kokende vann og bland godt og la det avkjøles. Pisk smør eller margarin og sukker til skum, og tilsett deretter egget og vaniljeessensen gradvis. Tilsett mel, bakepulver og salt. Hell blandingen i en smurt og kledd brødform på 900 g og stek i en ovn forvarmet til 180°C i 1 time, til et spyd som er satt inn i midten er satt inn.

Til dressingen smelter du sukker, smør eller margarin og fløte på lav varme, og la det småkoke i 15 minutter, rør av og til. Ta brødet ut av formen og hell det over den varme toppingen. La det avkjøles.

Daddel og bananbrød

Gir en 900g / 2lb bar

225 g / 8 oz / 1 1/3 kopper dadler med hull (uthulet), hakket

300 ml / ½ pt / 1¼ kopper melk

5 ml / 1 ts natron (natron)

100 g / 4 oz / ½ kopp smør eller margarin

275 g / 10 oz / 2½ kopper selvhevende mel (gjær)

2 modne bananer, most

1 sammenvispet egg

75 g / 3 oz / ¾ kopp hasselnøtter, hakket

30 ml / 2 ss lys honning

Ha dadler, melk og natron i en kjele og kok opp under omrøring. La det avkjøles. Gni smøret eller margarinen inn i melet til blandingen minner om brødsmuler. Tilsett banan, egg og mesteparten av hasselnøttene, behold noen til pynt. Hell over i en smurt og kledd brødform (form) på 900 g og stek i en forvarmet ovn på 180°C i 1 time, til et spyd som er satt inn i midten kommer rent ut. La avkjøle i pannen i 5 minutter, ta deretter ut av pannen og fjern foringen. Varm opp honningen og fordel den på toppen av kaken. Dryss over valnøtter og la avkjøle helt.

Daddel og appelsinbrød

Gir en 900g / 2lb bar

225 g / 8 oz / 11/3 kopper dadler med hull (uthulet), hakket

120 ml / 4 fl oz / ½ kopp vann

200 g / 7 oz / snaut 1 kopp mykt brunt sukker

75 g / 3 oz / 1/3 kopp smør eller margarin

Revet skall og saft av 1 appelsin

1 egg, lett pisket

225 g / 8 oz / 2 kopper universalmel

10 ml / 2 ts bakepulver

5 ml / 1 teskje malt kanel

Damp dadlene i vann i 15 minutter til de blir grøtaktige. Tilsett sukkeret til det løser seg opp. Fjern fra varmen og la avkjøles litt. Pisk smøret eller margarinen, appelsinskallet og saften, deretter egget. Bland mel, bakepulver og kanel. Hell over i en smurt og kledd brødform (form) på 900 g og stek i en forvarmet ovn på 180°C i 1 time, til et spyd som er satt inn i midten kommer rent ut.

Daddel- og valnøttbrød

Gir en 900g / 2lb bar

250 ml / 8 fl oz / 1 kopp kokende vann

225 g / 8 oz / 11/3 kopper dadler med hull (uthulet), hakket

10 ml / 2 ts natron (natron)

25 g / 1 oz / 2 ss vegetabilsk fett (forkorting)

225 g / 8 oz / 1 kopp mykt brunt sukker

2 piskede egg

225 g / 8 oz / 2 kopper universalmel

5 ml / 1 ts salt

50 g / 2 oz / ½ kopp pekannøtter, hakket

Hell dadlene og natron med kokevannet og la det være lunkent. Pisk vegetabilsk fett og sukker til det er kremaktig. Tilsett eggene litt etter litt. Bland melet med salt og valnøtter, og tilsett deretter dadlene og væsken vekselvis i den kremete blandingen. Hell i et smurt 900 g stekebrett og stek i en forvarmet ovn ved 180°C i 1 time til den er stiv.

dadel te brød

Gir en 900g / 2lb bar

225 g / 8 oz / 2 kopper universalmel

100 g / 4 oz / ½ kopp mykt brunt sukker

en klype salt

5 ml / 1 ts blandet malt krydder (eplepai)

5 ml / 1 ts natron (natron)

50 g / 2 oz / ¼ kopp smør eller margarin, smeltet

15 ml / 1 ss blackstrap melasse (melasse)

150 ml / ¼ pt / 2/3 kopp svart te

1 sammenvispet egg

75 g / 3 oz / ½ kopp dadler med hull (uthulet), hakket

Bland mel, sukker, salt, krydder og natron. Tilsett smør, melasse, te og egg og bland godt til en jevn masse. Legg til datoene. Hell blandingen i en smurt og kledd brødform (form) på 900 g og stek i ovn forvarmet til 180°C i 45 minutter.

Daddel- og valnøttbrød

Gir en 900g / 2lb bar

100 g / 4 oz / ½ kopp smør eller margarin

175 g / 6 oz / 1½ kopper fullkornshvetemel (hel hvete)

50 g / 2 oz / ½ kopp havregryn

10 ml / 2 ts bakepulver

5 ml / 1 ts blandet malt krydder (eplepai)

2,5 ml / ½ teskje malt kanel

50 g / 2 oz / ¼ kopp mykt brunt sukker

75 g / 3 oz / ½ kopp dadler med hull (uthulet), hakket

75 g / 3 oz / ¾ kopp valnøtter, hakket

2 egg, lett pisket

30 ml / 2 ss melk

Gni inn smøret eller margarinen med mel, bakepulver og krydder til blandingen minner om brødsmuler. Tilsett sukker, dadler og valnøtter. Bland egg og melk til en jevn deig. Form deigen til en smurt 2lb/900g brødform og glatt toppen. Stek i en ovn forvarmet til 160°C i 45 minutter til de er gyllenbrune.

fikenbrød

Gir 450g / 1lb bar

100 g / 4 oz / 1½ kopper kli frokostblanding

100 g / 4 oz / ½ kopp mykt brunt sukker

100 g / 4 oz / 2/3 kopp tørkede fiken, hakket

30 ml / 2 ss blackstrap melasse (melasse)

250 ml / 8 fl oz / 1 kopp melk

100 g / 4 oz / 1 kopp fullkornshvetemel (hel hvete)

10 ml / 2 ts bakepulver

Bland frokostblandingen, sukkeret, fiken, melasse og melk og la det stå i 30 minutter. Tilsett mel og bakepulver. Hell over i en smurt 450 g stekepanne (form) og stek i ovn forvarmet til 180°C i 45 minutter, til det stivner og et spyd som er stukket i midten kommer ut.

Fiken- og marsalabrød

Gir en 900g / 2lb bar

225 g / 8 oz / 1 kopp usaltet (søtt) smør eller margarin, myknet

225 g / 8 oz / 1 kopp mykt brunt sukker

4 egg, lett pisket

45 ml / 3 ss Marsala

5 ml / 1 ts vaniljeessens (ekstrakt)

200 g / 7 oz / 1¾ kopper universalmel

en klype salt

50 g / 2 oz / 1/3 kopp klare til å spise tørkede aprikoser, hakket

50 g / 2 oz / 1/3 kopp dadler med hull (uthulet), hakket

50 g / 2 oz / 1/3 kopp tørkede fiken, hakket

50 g / 2 oz / ½ kopp hakkede blandede nøtter

Pisk smør eller margarin og sukker til skum. Tilsett gradvis egget, deretter Marsalaen og vaniljeessensen. Bland mel og salt med frukt og nøtter, tilsett deretter blandingen og bland godt. Hell i en smurt og melet 900 g ildfast form og stek i en forvarmet ovn på 180°C, gassmerke 4, i 1 time. La avkjøle i pannen i 10 minutter, og overfør deretter til en rist for å avslutte avkjølingen.

Fiken og honningrull

12 siden

25 g / 1 oz fersk gjær eller 40 ml / 2½ ss tørrgjær

75 g / 3 oz / ¼ kopp lett honning

300 ml / ½ pt / 1¼ kopper varmt vann

100 g / 4 oz / 2/3 kopp tørkede fiken, hakket

15 ml / 1 ss maltekstrakt

450 g / 1 lb / 4 kopper fullkornsmel (fullkorn)

15 ml / 1 ss melkepulver (skummetmelkpulver)

5 ml / 1 ts salt

2,5 ml / ½ ts revet muskatnøtt

40 g / 1½ oz / 2½ ss smør eller margarin

Skall av 1 appelsin

1 sammenvispet egg

15 ml / 1 ss sesamfrø

Bland gjæren med 5 ml / 1 ts honning og litt varmt vann og la den stå på et lunt sted til det er skummende. Bland det resterende varme vannet med fiken, maltekstrakt og resterende honning og la trekke. Bland mel, melkepulver, salt og muskat, smuldre deretter smøret eller margarinen og tilsett appelsinskallet. Lag en brønn i midten og hell i gjær- og fikenblandingen. Bland til det er glatt og elt til det ikke lenger fester seg. Legg i en oljet bolle, dekk til med oljet folie (plastfilm) og la den heve på et lunt sted i 1 time til den dobles i størrelse.

Elt litt, form deretter til 12 rundstykker og legg på et smurt (steke)brett. Dekk til med oljet folie og la hvile på et lunt sted i 20 minutter. Pensle med sammenvispet egg og dryss over sesamfrø.

Stek i en forvarmet ovn til 230°C i 15 minutter til den er gyldenbrun, og når den bankes på bunnen høres den hul ut.

varm korsbolle

12 siden

Til bollene:

450 g / 1 lb / 4 kopper universalmel (for brød)

15 ml / 1 ss tørrgjær

en klype salt

5 ml / 1 ts blandet malt krydder (eplepai)

50 g / 2 oz / ¼ kopp melis (superfint)

100 g / 4 oz / 2/3 kopp rips

25 g / 1 oz / 3 ss blandet skall (kandisert) hakket

1 sammenvispet egg

250 ml / 8 fl oz / 1 kopp melk

50 g / 2 oz / ¼ kopp smør eller margarin, smeltet

For kryss:

25 g / 1 oz / ¼ kopp universalmel

15 ml / 1 spiseskje vann

litt sammenpisket egg

For glasuren:

50 g / 2 oz / ¼ kopp melis (superfint)

150 ml / ¼ pt / 2/3 kopp vann

For å lage bollene blander du de tørre ingrediensene, ripsene og den blandede skorpen. Tilsett egg, melk og smeltet smør og bland til du har en stiv deig som faller av kanten på bollen. Legg på en lett melet overflate og elt i 5 minutter til den er jevn og elastisk. Del i 12 deler og form til kuler. Legg dem på smurte (kake-)brett godt fra hverandre, dekk til med smurt folie (plastfolie) og la heve på et lunt sted i ca 45 minutter, til det dobles i størrelse.

Ha melet til krysset i en liten bolle og bland det gradvis med nok vann til å lage en deig. Strekk den ut for å danne en lang tråd. Pensle toppen av bollen med sammenvispet egg, og trykk deretter forsiktig deigkrysset fra den lange tråden inn i hver av dem. Stek i en forvarmet ovn til 220°C til de er gyldenbrune i 20 minutter.

For å forberede glasuren, løs opp sukkeret i vannet og kok det til sirupsaktig. Fordel de varme bollene, og legg dem deretter på en rist til avkjøling.

Lincolnshire plommebrød

Gir tre 450g brød

15 g / ½ oz fersk gjær eller 20 ml / 4 ts tørr gjær

45 ml / 3 ss mykt brunt sukker

200 ml / snaut 1 kopp varm melk

100 g / 4 oz / ½ kopp smør eller margarin

450 g / 1 lb / 4 kopper universalmel

10 ml / 2 ts bakepulver

en klype salt

1 sammenvispet egg

450 g / 1 lb / 22/3 kopper tørket frukt (fruktkakeblanding)

Bland gjæren med 5 ml / 1 ts sukker og litt varm melk og la den heve på et lunt sted i 20 minutter til den blir skummende. Gni inn smøret eller margarinen med mel, bakepulver og salt til blandingen minner om brødsmuler. Tilsett det resterende sukkeret og lag en brønn i midten. Bland gjærblandingen, den resterende varme melken og egget, og arbeid det så inn i frukten for å lage en ganske stiv deig. Form tre smurte 450g/1lb-former og stek i en forvarmet ovn ved 150°C i 2 timer til de er gyldenbrune.

London scones

10 siden

50 g / 2 oz fersk gjær eller 30 ml / 2 ss tørrgjær

75 g / 3 oz / 1/3 kopp mykt brunt sukker

300 ml / ½ pt / 1¼ kopper varmt vann

175 g / 6 oz / 1 kopp rips

25 g / 1 oz / 3 ss hakkede dadler (uthulet)

25 g / 1 oz / 3 ss blandet skall (kandisert) hakket

25 g / 1 oz / 2 ss hakkede glaserte (kandiserte) kirsebær

45 ml / 3 ss appelsinjuice

450 g / 1 lb / 4 kopper fullkornsmel (fullkorn)

2,5 ml / ½ teskje salt

25 g / 1 oz / ¼ kopp tørr melk (skummetmelkpulver)

15 ml / 1 ss blandet malt krydder (eplepai)

5 ml / 1 teskje malt kanel

75 g / 3 oz / 1/3 kopp smør eller margarin

15 ml / 1 ss revet appelsinskall

1 egg

15 ml / 1 ss lys honning

30 ml / 2 ss flakede mandler (i skiver)

Bland gjæren med litt sukker og litt varmt vann og surr på et lunt sted i 20 minutter til det blir skum. Bløtlegg rips, dadler, blandet skall og kirsebær i appelsinjuicen. Bland mel, salt, melkepulver og krydder. Gni inn smøret eller margarinen, tilsett deretter appelsinskallet og lag en brønn i midten. Tilsett gjærblandingen, det resterende varme vannet og egget og bland til en jevn masse. Legg i en oljet bolle, dekk med folie (plastfilm) og la heve på et lunt sted i 1 time, til det dobles i størrelse.

Form 10 sylindre av deigen og legg dem på et smurt (steke)brett. Dekk til med oljet folie og la hvile på et lunt sted i 45 minutter. Stek i en forvarmet ovn til 230°C i 15 minutter til de er gjennomhevet. Smør med honning, dryss over mandler og la avkjøle.

Irsk landbrød

Gir en 900g / 2lb bar

350 g / 12 oz / 3 kopper fullkornsmel (fullkorn)

100 g / 4 oz / 1 kopp havregryn

100 g / 4 oz / 2/3 kopp sultanas (gyldne rosiner)

15 ml / 1 ss bakepulver

15 ml / 1 ss melis (superfin)

5 ml / 1 ts natron (natron)

5 ml / 1 ts salt

10 ml / 2 ts blandet malt krydder (eplepai)

Revet skall av ½ sitron

1 sammenvispet egg

300 ml / ½ pt / 1¼ kopper kjernemelk eller vanlig yoghurt

150 ml / ¼ pt / 2/3 kopp vann

Bland alle de tørre ingrediensene og sitronskall sammen og lag en fordypning i midten. Bland egget, kjernemelken eller yoghurten og vannet. Bland med de tørre ingrediensene og arbeid til du får en jevn deig. Elt på en lett melet overflate, og form deretter til en smurt brødform på 900 g. Stek i en forvarmet ovn ved 200°C/400°F/gassmerke 6 i 1 time, til den er godt hevet og fast å ta på.

maltbrød

Gir 450g / 1lb bar

25 g / 1 oz / 2 ss smør eller margarin

225 g / 8 oz / 2 kopper selvhevende mel (gjær)

25 g / 1 oz / 2 ss mykt brunt sukker

30 ml / 2 ss blackstrap melasse (melasse)

20 ml / 4 ts maltekstrakt

150 ml / ¼ pt / 2/3 kopp melk

75 g / 3 oz / ½ kopp sultanas (gyldne rosiner)

15 ml / 1 ss melis (superfin)

30 ml / 2 ss vann

Smuldre smøret eller margarinen med melet, og tilsett deretter brunt sukker. Varm opp melasse, maltekstrakt og melk, bland deretter de tørre ingrediensene med rosinene og bland til en jevn masse. Hell i en smurt 450 g form (form) og stek i en ovn forvarmet til 160°C i 1 time til den er gyldenbrun. Kok opp sukker og vann og kok til sirup. Fordel toppen av brødet og la det avkjøles.

malt kli brød

Gir 450g / 1lb bar

100 g / 4 oz / ½ kopp mykt brunt sukker

225 g / 8 oz / 11/3 kopper blandet tørket frukt (fruktkakeblanding)

75 g / 3 oz alle kli frokostblandinger

250 ml / 8 fl oz / 1 kopp melk

5 ml / 1 ts blandet malt krydder (eplepai)

100 g / 4 oz / 1 kopp selvhevende mel

Bland sukker, frukt, all kli, melk og krydder og la det stå i 1 time. Tilsett melet og bland godt. Hell i en smurt og foret brødform (form) på 450 g og stek i en forvarmet ovn ved 180°C / gassmerke 4 i 1½ time til stivnet.

Fullkorns maltbrød

Gir en 900g / 2lb bar

25 g / 1 oz / 2 ss smør eller margarin

30 ml / 2 ss blackstrap melasse (melasse)

45 ml / 3 ss maltekstrakt

150 ml / ¼ pt / 2/3 kopp melk

175 g / 6 oz / 1½ kopper fullkornshvetemel (hel hvete)

75 g / 3 oz / ¾ kopp havregryn

10 ml / 2 ts bakepulver

100 g / 4 oz / 2/3 kopp rosiner

Smelt smør eller margarin, melasse, maltekstrakt og melk. Hell i mel, bakepulver og rosiner og bland til en jevn masse. Hell i en smurt 900g boks og jevn overflaten. Stek i en forvarmet ovn til 200°C i 45 minutter, til et spyd som er satt inn i midten kommer rent ut.

Fredas valnøttbrød

Gir tre 350g brød

25 g / 1 oz fersk gjær eller 40 ml / 2½ ss tørrgjær

10 ml / 2 ts maltekstrakt

375 ml / 13 fl oz / 1½ kopper varmt vann

450 g / 1 lb / 4 kopper fullkornsmel (fullkorn)

5 ml / 1 ts soyamel

50 g / 2 oz / ½ kopp havregryn

2,5 ml / ½ teskje salt

25 g / 1 oz / 2 ss mykt brunt sukker

15 ml / 1 ss smult (smør)

100 g / 4 oz / 1 kopp hakkede blandede nøtter

175 g / 6 oz / 1 kopp rips

50 g / 2 oz / 1/3 kopp dadler med hull (uthulet), hakket

50 g / 2 oz / 1/3 kopp rosiner

2,5 ml / ½ teskje malt kanel

1 sammenvispet egg

45 ml / 3 ss flakede mandler (i skiver)

Bland gjæren med maltekstrakten og litt varmt vann og la den skumme på et lunt sted. Bland mel, havre, salt og sukker, smør med smør og lag en fordypning i midten. Bland gjærblandingen og det resterende varme vannet og elt til det er jevnt. Bland valnøtter, rips, dadler, rosiner og kanel. Elt til det er elastisk og ikke lenger klebrig. Legg deigen i en smurt bolle og dekk med oljet folie (plastfolie). La den heve på et lunt sted i 1 time til den dobles i størrelse.

Elt deigen litt, form deretter tre sirkler og jevn dem litt, og legg dem deretter på et smurt (kake)brett. Pensle toppen med sammenvispet egg og dryss over mandler. Stek i en forvarmet ovn på 230°C, gassmerke 8, i 35 minutter, til den er godt hevet og en hul lyd når du banker på bunnen.

Paranøtt- og daddelbrød

Gir tre 350g brød

25 g / 1 oz fersk gjær eller 40 ml / 2½ ss tørrgjær

10 ml / 2 ts maltekstrakt

375 ml / 13 fl oz / 1½ kopper varmt vann

450 g / 1 lb / 4 kopper fullkornsmel (fullkorn)

5 ml / 1 ts soyamel

50 g / 2 oz / ½ kopp havregryn

2,5 ml / ½ teskje salt

25 g / 1 oz / 2 ss mykt brunt sukker

15 ml / 1 ss smult (smør)

100 g / 4 oz / 1 kopp paranøtter, hakket

250 g / 9 oz / 1½ kopper dadler (uthulet), hakket

2,5 ml / ½ teskje malt kanel

1 sammenvispet egg

45 ml / 3 ss skivede paranøtter

Bland gjæren med maltekstrakten og litt varmt vann og la den skumme på et lunt sted. Bland mel, havre, salt og sukker, smør med smør og lag en fordypning i midten. Bland gjærblandingen og det resterende varme vannet og elt til det er jevnt. Tilsett valnøtter, dadler og kanel. Elt til det er elastisk og ikke lenger klebrig. Legg deigen i en smurt bolle og dekk med oljet folie (plastfolie). La den heve på et lunt sted i 1 time til den dobles i størrelse.

Elt deigen litt, form tre sirkler og jevn dem litt, legg dem deretter på et smurt (kake)brett. Pensle toppen med sammenvispet egg og dryss over skivede paranøtter. Stek i en forvarmet ovn på 230°C, gassmerke 8, i 35 minutter, til den er godt hevet og en hul lyd når du banker på bunnen.

Panastan fruktbrød

Gir tre 175g brød

25 g / 1 oz fersk gjær eller 40 ml / 2½ ss tørrgjær

150 ml / ¼ pt / 2/3 kopp varmt vann

60 ml / 4 ss lys honning

5 ml / 1 ts maltekstrakt

15 ml / 1 ss solsikkefrø

15 ml / 1 ss sesamfrø

25 g / 1 oz / ¼ kopp hvetekim

450 g / 1 lb / 4 kopper fullkornsmel (fullkorn)

5 ml / 1 ts salt

50 g / 2 oz / ¼ kopp smør eller margarin

175 g / 6 oz / 1 kopp sultanas (gyldne rosiner)

25 g / 1 oz / 3 ss blandet skall (kandisert) hakket

1 sammenvispet egg

Bland gjæren med litt varmt vann og 5 ml / 1 ts honning og la heve på et lunt sted i 20 minutter til skum. Bland den resterende honningen og maltekstraktet i det gjenværende varme vannet. Stek solsikke- og sesamfrø, samt hvetekim i en tørr panne, rør til de er gyldenbrune. Ha mel og salt i en bolle, og fordel det deretter med smør eller margarin. Tilsett de blandede rosinene og skinnene og lag en brønn i midten. Tilsett gjærblandingen, vann og egg og elt til en jevn masse. Legg i en oljet bolle, dekk til med oljet folie (plastfilm) og la den heve på et lunt sted i 1 time til den dobles i størrelse.

Elt litt, form deretter til tre brød og legg på et smurt (kake)brett eller i et smurt stekebrett (form). Dekk til med oljet folie og la hvile på et lunt sted i 20 minutter. Stek i en forvarmet ovn til 230°C i 40 minutter til den er gyldenbrun, og du vil høre en hul lyd når du banker på bunnen.

gresskarbrød

Gir to 450g brød

350 g / 12 oz / 1½ kopper melis (superfint)

120 ml / 4 fl oz / ½ kopp olje

2,5 ml / ½ ts revet muskatnøtt

5 ml / 1 teskje malt kanel

5 ml / 1 ts salt

2 piskede egg

225 g / 8 oz / 1 kopp gresskar, kokt og moset

60 ml / 4 ss vann

2,5 ml / ½ ts natron (natron)

1,5 ml / ¼ teskje bakepulver

175 g / 6 oz / 1½ kopper universalmel

Bland sukker, olje, muskat, kanel, salt og egg og bland godt. Tilsett resten av ingrediensene og bland til du får en jevn deig. Hell i to smurte 450 g stekebrett og stek i ovn forvarmet til 180°C i 1 time, til et spyd som er satt inn i midten kommer rent ut.

Rosinbrød

Gir to 450g brød

15 ml / 1 ss tørrgjær

120 ml / 4 fl oz / ½ kopp varmt vann

250 ml / 8 fl oz / 1 kopp varm melk

60 ml / 4 ss olje

50 g / 2 oz / ¼ kopp sukker

1 sammenvispet egg

10 ml / 2 ts malt kanel

5 ml / 1 ts salt

225 g rosiner, bløtlagt natten over i kaldt vann

550 g / 1¼ lb / 5 kopper sterkt vanlig (brød) mel

Løs opp gjæren i varmt vann og la den skumme. Bland melk, olje, sukker, egg, kanel og salt. Hell av rosinene og rør dem inn i blandingen. Tilsett gjærblandingen. Tilsett melet gradvis og bland til du får en hard deig. Legg i en oljet bolle og dekk med smurt folie (plastfolie). La den heve på et lunt sted i ca 1 time, til den dobles i størrelse.

Elt igjen og form til to smurte 450g/1lb-former (former). Dekk til med smurt plastfilm og la igjen stå på et lunt sted til deigen hever over boksene. Stek i en forvarmet ovn ved 150°C/300°F/gassmerke 2 i 1 time til den er gyldenbrun.

bløtlegging av rosiner

Lager to brød som veier 450 g/l

450 g / 1 lb / 4 kopper universalmel

2,5 ml / ½ teskje salt

5 ml / 1 ts blandet malt krydder (eplepai)

225 g / 8 oz / 11/3 kopper rosiner, hakket

10 ml / 2 ts natron (natron)

100 g / 4 oz / ½ kopp smør eller margarin, smeltet

225 g / 8 oz / 1 kopp melis (superfint)

450 ml / ¾ pt / 2 kopper melk

15 ml / 1 ss sitronsaft

30 ml / 2 ss aprikossyltetøy (hermetisk), siktet (filtrert)

Bland mel, salt, krydderblanding og rosiner. Bland natron med det smeltede smøret til det er blandet, og bland deretter alle ingrediensene godt. Dekk til og la stå over natten.

Hell blandingen i to smurte og kledde 450 g bakeformer (form) og stek i en forvarmet ovn på 180°C i 1 time, til et spyd som er satt inn i midten kommer rent ut.

Rabarbra og daddelbrød

Gir en 900g / 2lb bar

225 g / 8 oz rabarbra, hakket

50 g / 2 oz / ¼ kopp smør eller margarin

225 g / 8 oz / 2 kopper universalmel

15 ml / 1 ss bakepulver

175 g / 6 oz / 1 kopp dadler, uthulet (frie frø) og hakket

1 sammenvispet egg

60 ml / 4 ss melk

Vask rabarbraen og kok på lav varme mens vannet klistrer seg til bitene til du får en puré. Gni inn smøret eller margarinen i melet og bakepulveret til blandingen minner om brødsmuler. Tilsett rabarbra, dadler, egg og melk og bland godt. Hell i en smurt og kledd brødform (form) på 900 g og stek i en forvarmet ovn ved 190°C / gassmerke 5 i 1 time til stivnet.

risbrød

Gir en 900g / 2lb bar

75 g / 3 oz / 1/3 kopp arborio eller annen mellomkornet ris

500 ml / 17 fl oz / 2½ kopper varmt vann

15 g / ½ oz fersk gjær eller 20 ml / 4 ts tørr gjær

30 ml / 2 ss varmt vann

550 g / 1½ lb / 6 kopper sterkt vanlig (brød) mel

15 ml / 1 spiseskje salt

Ha risen og halvparten av det varme vannet i en kjele, kok opp, dekk til og la det småkoke i ca. 25 minutter, til risen absorberer all væsken og det kommer bobler på overflaten.

I mellomtiden blander du gjæren med det varme vannet. Når risen er kokt, tilsett mel, salt, gjærblanding og det resterende varme vannet og bland til du har en våt deig. Dekk til med oljet folie (plastfolie) og la heve på et lunt sted i ca 1 time til dobbel størrelse.

Elt deigen på en melet overflate, og form den deretter til en smurt brødform på 900 gram. Dekk til med oljet plastfolie og la stå på et lunt sted til deigen hever seg over toppen av boksen. Stek i en forvarmet ovn ved 230°C/450°F/gassmerke 8 i 15 minutter, reduser deretter ovnstemperaturen til 200°C/400°F/gassmerke 6 og stek i ytterligere 15 minutter. Ta ut av pannen og sett tilbake i ovnen i ytterligere 15 minutter til den er sprø og gylden.

Risbrød og nøttete

Gir to 900g brød

100 g / 4 oz / ½ kopp langkornet ris

300 ml / ½ pt / 1¼ kopper appelsinjuice

400 g / 14 oz / 1¾ kopper melis (superfint)

2 piskede egg

50 g / 2 oz / ¼ kopp smør eller margarin, smeltet

Revet skall og saft av 1 appelsin

225 g / 8 oz / 2 kopper universalmel

175 g / 6 oz / 1½ kopper fullkornshvetemel (hel hvete)

10 ml / 2 ts bakepulver

5 ml / 1 ts natron (natron)

5 ml / 1 ts salt

50 g / 2 oz / ½ kopp valnøtter, hakket

50 g / 2 oz / 1/3 kopp sultanas (gyldne rosiner)

50 g / 2 oz / 1/3 kopp konditorsukker, siktet

Bløtlegg risen i rikelig med kokende saltet vann i ca. Kok til den er myk i 15 minutter, sil deretter, skyll med kaldt vann og tøm igjen. Bland sammen appelsinjuice, sukker, egg, smeltet smør eller margarin og 2,5 ml / ½ teskje appelsinskall. reserver resten og saften til glasuren. Bland mel, bakepulver, natron og salt, og bland det deretter inn i sukkerblandingen. Tilsett ris, valnøtter og sultanas. Hell blandingen i to smurte 900 g stekebrett og stek i ovn forvarmet til 180°C i 1 time, til et spyd som er satt inn i midten kommer rent ut. La avkjøle i formene i 10 minutter, og vend deretter ut på en rist for å avkjøles helt.

Bland melis med det reserverte appelsinskallet og nok juice til å få en jevn, tykk masse. Dryss over brødene og la dem hvile. Server i skiver og smør på.

krøllete sukkerrulle

ca 10 år siden

50 g / 2 oz fersk gjær eller 75 ml / 5 ss tørrgjær

75 g / 3 oz / 1/3 kopp mykt brunt sukker

300 ml / ½ pt / 1¼ kopper varmt vann

175 g / 6 oz / 1 kopp rips

25 g / 1 oz / 3 ss dadler med hull (uthulet), hakket

45 ml / 3 ss appelsinjuice

450 g / 1 lb / 4 kopper fullkornsmel (fullkorn)

2,5 ml / ½ teskje salt

25 g / 1 oz / ¼ kopp tørr melk (skummetmelkpulver)

15 ml / 1 ss blandet malt krydder (eplepai)

75 g / 3 oz / 1/3 kopp smør eller margarin

15 ml / 1 ss revet appelsinskall

1 egg

For fyllet:

30 ml / 2 ss olje

75 g / 3 oz / 1/3 kopp demerara sukker

For glasuren:

15 ml / 1 ss lys honning

30 ml / 2 ss malte valnøtter

Rør ut gjæren med litt bløtt brunt sukker og litt varmt vann og la den heve på et lunt sted i 20 minutter til den blir skummende. Bløtlegg rips og dadler i appelsinjuicen. Bland mel, salt, tørrmelk og krydderblanding. Gni inn smøret eller margarinen, tilsett deretter appelsinskallet og lag en brønn i midten. Tilsett gjærblandingen, det resterende varme vannet og egget og bland til en jevn masse. Legg i en oljet bolle, dekk til med oljet folie (plastfilm) og la den heve på et lunt sted i 1 time til den dobles i størrelse.

Kjevle ut deigen på en lett melet overflate til et stort rektangel. Pensle med olje og strø over demerarasukker. Rull den sammen som en sveitserull (gelatin) og skjær den i ca ti 1/2,5 cm skiver, legg dem på en oljet stekeplate, ca. . Stek i en forvarmet ovn til 230°C i 15 minutter til de er gjennomhevet. Smør med honning, dryss over valnøtter og la avkjøles.

Selkirk Bannock

Gir 450g / 1lb bar

Til messen:

225 g / 8 oz / 2 kopper universalmel

en klype salt

50 g / 2 oz / ¼ kopp smult (forkorting)

150 ml / ¼ pt / 2/3 kopp melk

15 g / ½ oz fersk gjær eller 20 ml / 4 ts tørr gjær

50 g / 2 oz / ¼ kopp melis (superfint)

100 g / 4 oz / 2/3 kopp sultanas (gyldne rosiner)

For glasuren:

25 g / 1 oz / 2 ss melis (superfint)

30 ml / 2 ss vann

Bland mel og salt til deigen. Smelt smult, tilsett melken og varm opp blodet. Hell over gjæren og tilsett 5 ml/1 ts sukker. La stå i ca 20 minutter til det er skummende. Lag en brønn i midten av melet og hell gjærblandingen i den. Tilsett melet gradvis og elt i 5 minutter. Dekk til og la stå på et lunt sted til heving i 1 time. Legg på en melet arbeidsflate og tilsett rosinene og det resterende sukkeret. Form en stor rund og legg den på et smurt (kake)brett. Dekk til med oljet folie (folie) og la stå på et lunt sted til dobbel størrelse. Stek i en forvarmet ovn ved 220°C/425°F/gassmerke 7 i 15 minutter. Reduser ovnstemperaturen til 190°C/375°F/gassmerke 5 og stek i ytterligere 25 minutter. Ta ut av ovnen.

Sultana og johannesbrød

Gir en 900g / 2lb bar

150 g / 5 oz / 1¼ kopper fullkornsmel (fullkorn)

15 ml / 1 ss bakepulver

25 g / 1 oz / ¼ kopp carob pulver

50 g / 2 oz / ½ kopp havregryn

50 g / 2 oz / ¼ kopp smør eller margarin, myknet

175 g / 6 oz / 1 kopp sultanas (gyldne rosiner)

2 piskede egg

150 ml / ¼ pt / 2/3 kopp melk

60 ml / 4 ss olje

Bland de tørre ingrediensene. Gni inn smøret eller margarinen, og tilsett deretter sultanas. Pisk egg, melk og olje til det blir skummende, og bland deretter inn i melblandingen til en jevn deig. Form til en smurt brødform (form) på 900 g og stek i forvarmet ovn på 180°C i 1 time til den er stiv.

Sultana og appelsinbrød

Gir to 450g brød

Til messen:

450 g / 1 lb / 4 kopper fullkornsmel (fullkorn)

20 ml / 4 ts bakepulver

75 g / 3 oz / 1/3 kopp mykt brunt sukker

5 ml / 1 ts salt

2,5 ml / ½ ts malt mace

75 g / 3 oz / 1/3 kopp vegetabilsk fett (forkorting)

3 eggehviter

300 ml / ½ pt / 1¼ kopper melk

For fyllet:

175 g / 6 oz / 1½ kopper fullkorn (helkorn) kakesmuler

50 g / 2 oz / ½ kopp malte mandler

50 g / 2 oz / ¼ kopp mykt brunt sukker

100 g / 4 oz / 2/3 kopp sultanas (gyldne rosiner)

30 ml / 2 ss appelsinjuice

1 egg, lett pisket

For glasuren:

15 ml / 1 spiseskje honning

Bland de tørre ingrediensene til deigen og gni inn fettet. Tilsett eggehvitene og melken og bland til du får en jevn, elastisk deig. Bland ingrediensene til fyllet, bruk bare nok av egget for å få en smørbar konsistens. Kjevle ut deigen på en lett melet overflate til et rektangel på 20 x 30 cm / 8 x 10. Fordel fyllet over hele unntatt den øverste 1 tomme langs langkanten. Rull opp fra motsatt kant som en sveitserull (gelé) og våt den glatte stripen med deig for å forsegle. Fukt begge endene og form rullen til en sirkulær form, klyp endene sammen. Bruk skarp saks til å dekorere toppen med små kutt. Plasser på et smurt (kake-)brett og pensle med gjenværende eggvask.

Stek i en forvarmet ovn til 230°C til de er gyldenbrune i 25 minutter. Pensle med honning og la avkjøles.

Sultana og sherry brød

Gir en 900g / 2lb bar

225 g / 8 oz / 1 kopp usaltet (søtt) smør eller margarin, myknet

225 g / 8 oz / 1 kopp mykt brunt sukker

4 egg

45 ml / 3 ss søt sherry

5 ml / 1 ts vaniljeessens (ekstrakt)

200 g / 7 oz / 1¾ kopper universalmel

en klype salt

75 g / 3 oz / ½ kopp sultanas (gyldne rosiner)

50 g / 2 oz / 1/3 kopp dadler med hull (uthulet), hakket

50 g / 2 oz / 1/3 kopp tørkede fiken, i terninger

50 g / 2 oz / ½ kopp blandet skall (kandisert), hakket

Pisk smør eller margarin og sukker til skum. Tilsett egget litt etter litt, deretter sherry og vaniljeessens. Bland mel og salt med frukten, tilsett deretter blandingen og bland godt. Hell i en smurt og melet 900 g ildfast form og stek i en forvarmet ovn på 180°C, gassmerke 4, i 1 time. La avkjøle i pannen i 10 minutter, og overfør deretter til en rist for å avslutte avkjølingen.

Cottage Tea Brød

Gir to 450g brød

Til messen:

25 g / 1 oz fersk gjær eller 40 ml / 2½ ss tørrgjær

15 ml / 1 ss mykt brunt sukker

300 ml / ½ pt / 1¼ kopper varmt vann

15 ml / 1 ss smør eller margarin

450 g / 1 lb / 4 kopper fullkornsmel (fullkorn)

15 ml / 1 ss melkepulver (skummetmelkpulver)

5 ml / 1 ts blandet malt krydder (eplepai)

2,5 ml / ½ teskje salt

1 egg

175 g / 6 oz / 1 kopp rips

100 g / 4 oz / 2/3 kopp sultanas (gyldne rosiner)

50 g / 2 oz / 1/3 kopp rosiner

50 g / 2 oz / 1/3 kopp blandet skall (kandisert), hakket

For glasuren:

15 ml / 1 ss sitronsaft

15 ml / 1 spiseskje vann

En klype malt krydderblanding (eplepai)

Til deigen blander du gjæren med sukkeret med litt varmt vann og lar den heve på et lunt sted i 10 minutter til det blir skummende. Smuldre smøret eller margarinen med melet, tilsett tørrmelken, krydderblandingen og saltet, og lag en fordypning i midten. Tilsett egget, gjærblandingen og det resterende varme vannet og bland til en deig. Elt til det er glatt og elastisk. Tilsett rips, rosiner, rosiner og blandet skall. Legg i en oljet bolle, dekk til med smurt folie (plastfolie) og la hvile på et lunt sted i 45 minutter. For to smurte 450g/1lb-bokser. Dekk til med oljet folie og la hvile på et lunt sted i 15 minutter. Stek i en forvarmet ovn til 220°C til de er gyldenbrune i 30 minutter. Ta den ut av esken. Bland glasuringrediensene og fordel på varme brød,

te kaker

Serverer 6

15 g / ½ oz fersk gjær eller 20 ml / 4 ts tørr gjær

300 ml / ½ pt / 1¼ kopper varm melk

25 g / 1 oz / 2 ss melis (superfint)

25 g / 1 oz / 2 ss smør eller margarin

450 g / 1 lb / 4 kopper universalmel

5 ml / 1 ts salt

50 g / 2 oz / 1/3 kopp sultanas (gyldne rosiner)

Rør ut gjæren med varm melk og litt sukker og la den skumme på et lunt sted. Gni inn smøret eller margarinen med melet og saltet, og tilsett deretter resten av sukkeret og rosinene. Tilsett gjærblandingen og bland til du har en jevn deig. Legg på en lett melet overflate og elt til den er jevn. Legg i en oljet bolle, dekk til med oljet folie (plastfolie) og la heve til dobbel på et lunt sted. Elt deigen igjen, del den deretter i seks deler og form hver til en ball. Fordel lett på et smurt (kake-)brett, dekk til med smurt plastfilm og la det heve igjen på et lunt sted til det dobles i størrelse.

valnøttbrød

Gir en 900g / 2lb bar

350 g / 12 oz / 3 kopper universalmel

15 ml / 1 ss bakepulver

225 g / 8 oz / 1 kopp mykt brunt sukker

5 ml / 1 ts salt

1 egg, lett pisket

50 g / 2 oz / ¼ kopp smult (vegetabilsk fett), smeltet

375 ml / 13 fl oz / 1½ kopper melk

5 ml / 1 ts vaniljeessens (ekstrakt)

175 g / 6 oz / 1½ kopper valnøtter, hakket

Bland mel, bakepulver, sukker og salt og lag en fordypning i midten. Tilsett egg, smør, melk og vaniljeessens, og tilsett deretter valnøttene. Hell i et smurt 900 g stekebrett (form) og stek i ovn forvarmet til 180°C med gassmerke 4 i ca. Stek i 1¼ time til de er gjennomhevet og gyllenbrune.

Nøtte- og sukkerbrød

Gir en 900g / 2lb bar

Til messen:

350 g / 12 oz / 3 kopper universalmel

15 ml / 1 ss bakepulver

225 g / 8 oz / 1 kopp mykt brunt sukker

5 ml / 1 ts salt

1 egg, lett pisket

50 g / 2 oz / ¼ kopp smult (vegetabilsk fett), smeltet

375 ml / 13 fl oz / 1½ kopper melk

5 ml / 1 ts vaniljeessens (ekstrakt)

175 g / 6 oz / 1½ kopper valnøtter, hakket

For fyllet:

15 ml / 1 ss universalmel

50 g / 2 oz / ¼ kopp mykt brunt sukker

5 ml / 1 teskje malt kanel

15 ml / 1 spiseskje smeltet smør

Til deigen blander du mel, bakepulver, sukker og salt og lager en fordypning i midten. Tilsett egg, smør, melk og vaniljeessens, og tilsett deretter valnøttene. Hell halvparten av blandingen i en smurt 900g / 2lb boks. Bland fyllingrediensene og hell over massen. Hell i resten av deigen og stek i en forvarmet ovn ved 180°C/350°F/gass i 4 ca. Stek i 1¼ time til de er gjennomhevet og gyllenbrune.

www.ingramcontent.com/pod-product-compliance
Lightning Source LLC
Chambersburg PA
CBHW050349120526
44590CB00015B/1622